中国苗医
绝技秘法

ZHONGGUO MIAOYI JUEJI MIFA

杜 江 邓永汉 杨惠杰 ◎编著

贵州出版集团
Guizhou Publishing Group
贵州科技出版社

图书在版编目(CIP)数据

中国苗医绝技秘法/杜江,邓永汉,杨惠杰编著.
—贵阳:贵州科技出版社,2014.6(2025.1重印)
ISBN 978 – 7 – 5532 – 0214 – 3

Ⅰ.①中⋯　Ⅱ.①杜⋯　②邓⋯　③杨⋯　Ⅲ.①苗族 –
民族医学　Ⅳ.①R291.6

中国版本图书馆 CIP 数据核字(2014)第 072650 号

出版发行		贵州出版集团　贵州科技出版社
地　　址		贵阳市中华北路 289 号(邮政编码:550004)
网　　址		http://www.gzstph.com　　http://www.gzkj.com.cn
经　　销		全国各地新华书店
印　　刷		北京兰星球彩色印刷有限公司
版　　次		2014 年 6 月第 1 版
印　　次		2025 年 1 月 第 2 次
字　　数		160 千字
印　　张		8　彩插 0.25
开　　本		889 mm ×1 194 mm　1/32
书　　号		ISBN 978 – 7 – 5532 – 0214 – 3
定　　价		40.00元

编写领导委员会：

方仕平　杨　柱　吴建民

编　著：

杜　江　邓永汉　杨惠杰

编写单位：

贵阳中医学院

贵州省民族宗教事务委员会

前言

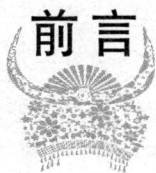

　　苗族医药是一首千年传唱的古歌，记述着苗族与疾病抗争和勇于探索勇于创造的历史；苗族医药是一幅引人入胜的灿烂长卷，成为民间医学传奇故事的不竭源泉；苗族医药是个广泛的客观实在，她既普遍存在于苗疆的日常生活之中，又以医的"医技特殊、离奇多样，其功尤著"，以药的"其名诡异，非方书所载，取效甚捷"的神秘形象流传于世。

　　"三千苗药，八百单方"是自古以来表达苗药品种繁多，苗疆医方无数的多彩情形；而苗医就地取材，随手行医，层出不穷的各种离奇治病方法让人目不暇接，叹为观止，成为苗族医学中的一大特色内容，苗族医药的内涵丰富也由此可见一斑。

　　由于近年来苗药产业化快速发展，成绩斐然，成为我国民族药业的领头羊，对苗药的收集、整理、研究的一些专著相继出版，但对苗医的内容反映较少，特别是对被称为绝技秘法的独具特色的苗医治疗方法的收集整理仅见于零星报道和局部简单介绍，人

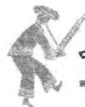

所见者冰山一角，难识庐山真面目，这是苗族历史上本民族文字缺失所留下的千古憾事。特别是随着现代医学的强势冲击和执业医师法对民族医学的疏忽，虽然苗药备受青睐、产业发展迅猛，但苗医的传承和发展却倍加艰辛，导致行医队伍锐减，医学传承困难，数千年形成的文化瑰宝正在消亡……一个个老苗医的谢世，意味着一种种医疗绝技的失传，实在让人痛心疾首。苗族的医与药自古不可分割，医是药的指导，而药是医解除疾病的重要手段，苗医的临床实践和创新为苗药的发展提供不竭的源泉，医学的衰退必将导致药学的枯萎，正所谓"皮之不存，毛将焉附"？如今的苗族医药中，医与药的发展极不平衡，长此以往，最终将导致这一珍贵的文化遗产的丧失。也许，再过数十年之后当人们意识到这一问题的严重性，再想挖掘和继承时才猛然发现已经永远失去了这种机会，没有了苗族医药存在的土壤，空有再多的人力和物力也将于事无补。

此为我们承担"苗族医药理论的系统研究"项目的后续工作，旨在对于深藏于苗族民间的特殊治疗方法（以外治疗法为主）、世代相传的医学绝技秘法进行深入的调查、挖掘、分析、探讨和系统整理，使之能够得以比较完整地保存下来。力求通过我们在这一特殊的历史阶段对这一珍贵的文化遗产所能做出的抢救性的继承，为后人提供研究和发展的翔实素材。本书除了对此前曾有介绍的方法进行丰富和完善使之系统、完整、更具实用性以外，许多方法都是首次挖掘整理出来的。并将其以特色外治秘技、常用外治秘法、奇技揭秘、治心术实录、解毒法为大类，对每种方法又按方法简介、治病原理、操作方法、主治病症、注意事项及相关介绍

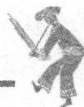

等栏目进行梳理,力求全面、翔实、清楚和具有实用性,把神秘的苗医绝技秘法系统展现于世。

在长期的苗族医药调查工作中,许多方法的奇效为亲身感受或亲眼所见,而不少方法是据调查情况整理,未能经历。由于苗医的文化程度普遍不高、认知有限,其长期传承下来的经验和方法也未必都是精华,但是作为珍贵的民族文化遗产的重要价值则是不容置疑的,关键是如何利用现代科学去淘金、去探究、去评价、去再创造。这也正是弘扬和发展苗族医药的根本途径。本书试图通过对长期调查研究工作的整理,来提供比较丰富的素材,切望有志者更加深入,进行科学验证和研究,去粗取精和发扬光大,进而推广使用为社会和患者造福。

关于第五章介绍的内容是巫医结合的具体体现,看似荒诞却也是在民间埋藏最深和最隐秘的内容,笔者理解为特殊文化背景下至少具有心理治疗作用的一类方法,加之其难以求取,故列出一些内容以供参考。主要目的是让读者了解被神化了的巫医结合方面的真实内容,进而对苗族医药的文化背景、文化现象有更加深入的理解,这方面的工作唐海华等同志提供了不少其多年深入调查的宝贵资料,在此深表感谢!

苗族医药浩如烟海,每个人掌握的相关知识都很有限,对每一种方法的挖掘都要集多人的经验和体会并反复的征询,其工作量和难度可想而知。只有通过深入实地,广为求教,长期积累,方能集露珠以成江河。由于我们的水平有限,其间定有众多不足,遗珠之处亦在所难免,恳请读者批评指正!本工作建立在许多前辈所做的工作和本单位数十年广泛深入的苗族医药调查积累之上,首先要感谢前辈们辛勤工作为此打下的基础;更要感谢贵州省民族宗教事务委员会领导的远见卓识给予本工作的大力支持;还要感谢我们所走访的各地300多位苗医给予的无私相授,以及参加调研的全国数十位同事的共同努力所留下的宝贵资料和各地相关单位、人员及贵州科技出版社有限公司给予的帮助!

编　者

2014 年 5 月

目 录

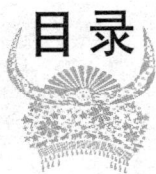

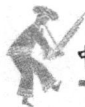

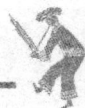

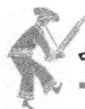

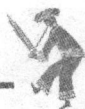

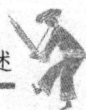

第一章 概 述

古朴而神秘的苗医绝技秘法

　　苗族医药可上溯数千载,悠悠的历史长河中一直扮演着祛除疾患、保障黎民健康的重要角色,曾为中国医药的发展做出过重要的贡献,至今仍然是广大苗疆防病治病的重要力量。由于中国苗族北上南下,长期迁徙的特殊历史背景,其影响波及了半个中国。苗族最终分布在西南、中南一带的边远山区,进入了长期的沉寂状态。但较为封闭的生存状态又使其传统古朴的民族文化较少受到冲击和同化而得以延续,使其中的精华之一的民族医药文化体系也得以长期保存下来,并且在不同地域的自然环境和与其他民族的相互交流、渗透中不断丰富及多样性发展,其内涵变得更加丰富。原国家中医药管理局副局长、中国民族医药学会原会长诸国本先生说:"基于

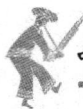

苗族特殊的历史背景,我认为苗族对中国传统医药发展的贡献必然是巨大的。"

有人说苗族医药是"草根文化",这种说法的确有一定道理,体现了苗族医药的朴实性、经验性和以生鲜植物药为主的用药方式。但这只是表面现象,事实上苗族医学简朴而决不简单,当您真正深入探究时就会感受到其内涵丰富和博大精深,会被其惊险的医技、离奇的方法所震撼,被其深邃的思想、卓越的疗效所折服。"苗医生成学"的哲学思想、"纲经症疾"的理论模式、"五基成物"的自然观念、"三界九架"的人体划分、独特的"交环学说"、"四大筋脉学说"等,无不是苗族先贤们理性升华的智慧结晶;其八大诊法的厚重、绿马脉学的深奥、遍诊脉法的复杂等无不精彩纷呈,引人入胜;而其治疗方法的稀奇古怪、种类繁多、惊险奇异更是让人目不暇接,叹为观止。如此种种,就可能仅非"草根文化"所能包含的了。苗医精于药草治病众所周知,但即使没有药物,随手取一些常用器具也能治病,如草鞋、锄头、缝衣针、筷子、铜钱、食盐等,甚至空手施术也一样能为患者解除痛苦,如掐刺、推拿、捏筋、拍击、口吸、点穴等等,无不显示出其方法的简朴和实用,也印证了苗医"空手治病,随手行医"的超然特点。这些看似简单的方法却凝聚着无数先民的艰苦探

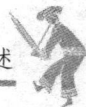

索、历代苗医的继承和创新,饱含着深厚的积累和独到的见解。

苗族医学是一种实用技能,同时也是一种文化产物。她植根于苗族的传统观念、宗教信仰、民族文化的土壤之中,无时不散发出泥土的气息和自然的芳香。苗医的诊疗往往有深刻的文化背景,包含着意念、星象、数、理、占的统一。苗族"人天合一"的自然观和"万物有灵"的传统观念无时无刻不体现在其医药文化之中,是其重要的思想基础。他们常常把大自然的规律运用于医疗实践之中,并形成朴素的理论指导行医用药。例如治毒九法中的克毒疗法,是利用自然界中物种、属性相克的规律以践行于医学活动之中,有的看似荒诞却可能包含了深刻的科学道理,值得深入探索。从总体上讲,苗族医药的核心是源于自然、认识自然、尊重自然、顺应自然和利用自然,因而她是一种相当朴素的自然医学。

苗医绝技秘法的内涵和应用

苗医绝技指的是训练有素的少数人掌握的惊险、离奇而且疗效独到的医疗方法。苗医秘法则指的是世代传承且保密性较高不轻意外传的医药方法。这两者有时往往难以割裂开来,而本书所收载的绝技秘法是指以外治、

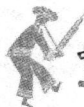

奇治为主体的各种特色治疗方法。

　　此类特色疗法在苗族民间应用极广,虽然一个普通苗医所掌握的方法一般并不多,但由于世代延用经验丰富往往能享誉一方,求医者众。行医者的比例较高是苗族的特点之一。例如在贵州省都匀市的坝固苗族乡一带几乎每家都有一些传世秘方,故当地就有"十苗九医"之说。贵州省关岭布依族苗族自治县是有名的苗医之乡,其乌岗乡上寨全为苗族,共90多户人,其中有80%以上的人家在农闲时间会外出行医卖药。据20世纪80年代中期统计,该县每年外出行医人数达到2 000多人。相邻县的苗医也相似,如镇宁、普安、晴隆、水城等县。苗医们在空闲之时都会相互邀约,三五成群,带上简单的医疗器具和少量药物奔走于大江南北,既利用祖传的医药为全国各地的患者服务,又可成为他们发家致富的一种方法,被誉为"空手出门,抱财归家"的特殊人群。在湖南、云南、广西、重庆也有不少苗医之乡,不仅为族人解除疾病痛苦,也用本民族的医药惠及了族外、省外乃至国外的患者。各地苗医擅长的绝技秘法的内容丰富多彩,成为一道医药奇观。以下随意列举几个例子,或可窥见一些医海浪花。

　　例1. 贵州松桃苗医吴海塔精于外伤疾病的治疗,其

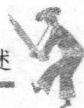

用外治法治疗毒蛇咬伤病人众多,消肿止痛,解除全身症状的效果很快。也治愈过化脓性骨髓炎的患者多名,有的甚至是医院要求非截肢不可的病人。但他最有名的是治疗胸腰椎骨折,他曾让数十名因外伤所致胸腰椎骨折而瘫痪的病人恢复劳动能力。他所治疗的一位患者叫张兵,是因从高处跌落造成腰椎爆裂型骨折而致高位截瘫,至今脊椎仍为严重的错位状态,但病人不仅能生活自理,还有一定的劳动能力。据说四川大学的一位骨科专家检查后也觉得不可思议,当病人问这位专家能否通过手术接好腰椎时,专家无奈地说:"手术可以接好你的脊椎,但难以避免你瘫痪。"

例2. 贵州水城苗医吴德美等擅长的抹沸油法,是湘黔边区和西部苗医常用的一种古老的传统疗法,术者手挑沸腾的油不断地在患者身子上涂抹,口中还念念有词,赤手挑沸油时常发出"喳""喳"的声音,手上还会出现蓝色的火焰,让观者无不心惊肉跳。本法用于治疗风湿及陈旧性伤病的疗效明显。

例3. 广西苗医贾德忠、云忠样等所使用的沸汤灌顶法治疗精神病可谓一绝。该方法是取一些当地所产苗药各适量,用大鼎锅加水淹过药面3~5厘米,以大火煎煮。医生让患者脱去衣物,并取此高温的药液自上而下给病

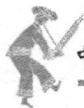

人淋浴,直到天灵盖有几根竖起不倒的头发尽现,把竖起的头发拔掉则算施治完毕,以后每隔一周按上法淋浴1次,一般3~4次,至病人再无头发竖起,病即告愈。治疗时病人虽被吓得大喊大叫,但却毫发不伤,确实让人难以解释。

例4. 贵州黔东南苗医李成皇擅长甲刺疗法,仅用手指甲在人体相应的部位刺激就能治疗许多疾病,甚至使不少疑难疾病得到康复,所获患者赠送的锦旗可以沿房外墙环绕数圈,其中包含有癌症、肝硬化、胃溃疡、肺气肿、类风湿等各种疑难病症的患者所赠,每天求治者络绎不绝。

例5. 湖南吉首苗医陈先智等擅长苗医"小儿一掌精"推拿法和小儿捆扎法。小儿一掌精是其祖传的,是自成体系的一种小儿推拿方法,仅取小儿的一个手掌进行推拿(讲究男左女右),能治疗小儿的各种常见疾病,在当地颇有声誉。而小儿捆扎法更为离奇,仅用几根有色棉线轻系于患儿手或脚腕上数天,即可治疗小儿疳疾等多种疾病,虽然难以解释但却十分有效。

各地苗医中,这样的奇人异士颇多,在苗族聚居区几乎每个人都能列举出一些让人难以置信的苗医故事。从一些史料中也可以反映出苗医在各地的奇能和在医学上

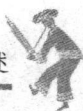

的贡献。如贵州省松桃苗族县的龙老二、杨八斤，湖南省
凤凰县的龙长清、吴老如、谭明清及花垣的龙玉六等，都
是远近闻名的苗医师。据《贵州通志》载，19世纪末，松
桃厅地甲司苗族医师龙老二，能为孕妇剖腹取出死胎，曾
轰动一时，传为奇闻。贵州省黎平县的苗医能治毒箭射
伤和毒蛇咬伤，并能用古老的膀胱取石术取出结石。贵
州省黔东南苗族侗族自治州雷公山的苗医治疗蛇伤可谓
里手，并能在短期内治愈能致人死命的疔、痈、疽和毒疮，
对关节炎和风湿病也有较好疗效。19世纪中叶，湘西苗
医治肚脐风（破伤风）的医术已经很高明，还能割取病人
腹中的毒瘤，几天后伤口即可愈合。清·光绪年间《凤凰
厅志》记载，苗族医生治疗麻风病的医术颇高，有的还能
开刀治肺病。清·同治年间，永绥厅苗医石光全精通骨
科医术，在治疗颅骨骨折、脑挫伤、脑震荡方面远近闻名，
被苗族歌圣石板塘编入《苗族名人歌》中加以歌颂。凤凰
厅的苗医麻老苗用药外敷，可取出体内竹签、弹片、铁钉、
铁屑等异物。苗医伤科中的"正骨"特别有名，云南《马
关县志·风俗篇》载，"苗人……有良药接骨生筋，其效如
神。"湘西及贵州紫云、关岭、镇宁等地的苗医也很擅长治
疗骨折，以小夹板固定并外敷伤药，20～30天即可痊愈。
紫云苗医杨老包即以擅长骨伤而远近闻名。由于苗医的

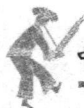

医术出名,民国初年,北洋政府总理熊希龄多次派人到湘西要求苗医到北京行医,并留下了"子弹无足自退出,全凭苗医华陀功"的著名诗句。

由于现代医学的强势冲击以及国家执业医师资格制度对民族医学保护的疏漏,造成了苗医的传承困难,加之苗医的封闭性和保守性,使苗族医药的生存土壤锐减,千百年形成的文化瑰宝正在消亡。希望各界对于苗族医药文化的继承和发展给予高度的重视,让这株民族医药之花能够常开不谢,并绽放出更加艳丽的色彩。

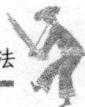

第二章 苗医特色外治秘技疗法

　　本章所介绍的内容是指苗医所创制的或以苗医为主,在临床上长期习用的一些具有民族特色的治疗方法。这些方法大都与苗族的历史、文化、思想观念、民族传统有着十分密切的联系,而且一般都简便、实用、疗效确切而沿用至今。在民间往往是一个苗医只精通一种或几种方法,并能凭此为医,甚至游走四方凭技取酬,造福患者。其中的许多方法因为离奇、古怪,非一般传统医药体系中所见,而被视为"诡异""秘术""奇法"等,当进一步了解之后便会感知其深刻的文化内涵,认识到其"法"虽在预料之外,而其"效"又在情理之中。对这些方法进行科学的研究和验证,不仅对弘扬和发展苗医治疗学具有重要意义,而且对丰富和充实我国传统医疗方法宝库也具有重要价值。

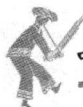

弩药针法

【方法简述】

弩药针法是苗医针类疗法中使用面极广的一种治疗方法。本法源于古代苗人猎杀大型野兽时,在弓弩上蘸取适量特殊配制的剧毒药物以起到见血封喉快速猎杀效果。后来发现小剂量使用有良好的祛风止痛作用,经过反复实践进行减毒,改进工艺,用于治疗人体疾病,能起到以毒攻毒的特殊效果,对一些慢性顽固性疾病,采用此法屡获良效。因其制作简单、操作方便、疗效显著而沿用至今。本法特别在我国西部苗族中应用甚广,很多苗医凭此绝技扬名。例如贵州关岭、镇宁、毕节一带的许多苗医就是身怀此技走遍大江南北,成为"空手而出,满载而归"的特殊医药人群。为了减轻药物毒性,一些地区的苗医在药物中加入蜂蜜,称之为"糖药针"。

贵阳中医学院第一附属医院于2007年成立了苗医专科,在我们的帮助下,弩药针法被作为主要医疗手段之一在临床上推广使用。此法在治疗腰腿疼病、风湿病、三叉神经痛、颈椎病等许多疾病上取得良好效果,颇受广大患者的欢迎。主动要求用本法治病的人越来越多,显现了苗医特色疗法突出的临床活力。

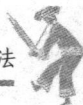

【治病原理】

自古以来苗医以擅长用毒著称。毒药多具有偏性重、药效强的特点，运用得当往往能达到疗顽疾、起沉疴的特殊疗效。弩药针法是在苗医攻毒疗法的理论指导下形成的一种利用毒剧药物作用强、见效快的特点，通过"以毒攻毒"的方式而达到治疗顽疾的有效手段。它是一种"从外治内"的治疗方法，是通过对聚集于人体之毒进行强烈的攻击和对筋脉、肌肉、关节的刺激达到治疗局部或全身疾病的作用。经我们的药效学实验证明，弩药针法和弩药具有显著的抗炎、镇痛、抑制致炎因子的表达、防止佐剂性关节炎对骨膜的损害等作用。弩药针法是集药物、针刺和拔罐疗法于一体的复合疗法，经我们进行的动物实验证明，用弩药针法的效果强于单用弩药外搽和单用针刺和拔罐，可见弩药针法作为一种组合疗法具有特殊的优势，方法能经久不衰自有其道理。

使用适当的针具并且配上特定的弩药液在选定部位进行针刺，并配合罐疗和涂药，成为一种特殊的外治复合疗法。本法在攻毒的同时还有拔毒、排毒的作用，通过祛除毒素、刺激筋脉以及促进人体生灵能的护卫性和营缮性的发挥，而达到治疗相应疾病的目的。

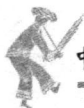

【操作方法】

1. 使用器具

(1)针具:取缝衣针 1 枚,竹筷 1 支,折成长 15 厘米左右,棉线 1 根。将竹筷的一端从中央劈开,长 2~3 厘米,将缝衣针尾插进劈开的竹筷中,留露针尖长 1~1.5毫米,然后用棉线将劈开的竹筷端扎紧即可。现亦可用市售梅花针代之。

(2)弩药:根据特定配方制成的弩药液(传承不同配方各异)。一般为酒剂。

(3)火罐:根据部位选用适宜的火罐数个,自制或购买均可。

(4)酒精棉球适量。

2. 操作过程

选穴一般为阿是穴,外搽弩药液,取弩药针蘸少许弩药液,点刺患者皮肤,约 10 针,围成 1 个小圆圈,再取竹罐 1 个,点燃酒精棉球,在竹罐中迅速绕 1 圈,将竹罐快速吸附在点刺的皮肤上,留 10~15 分钟,然后取下竹罐,将皮肤上拔出的污血擦净,再涂搽弩药液即可。用罐和扎针量以患部大小而定,并选择穴位交替进行。

【主治疾病】

本法适用于各种传统的风类疾病,如半边风、顺筋风、冷肉风、湿热风、麻木风等多种慢性顽固性疾病,包括

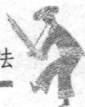

风湿性关节炎、类风湿性关节炎、骨质增生、腰椎病、颈椎病、肩周炎等。

【注意事项】

（1）一定要掌握好深度和时间,对于年老体弱者和重要穴位要慎用。

（2）对于弩药针要掌握好弩药的毒性,以防中毒。

（3）注意消毒,防止感染。

（4）严格掌握适应证。

（5）小儿慎用。

（6）治疗部位注意交替进行,为治疗部位留下恢复的时间。

【相关介绍】

1. 弩药的制作

弩药针法的关键是弩药液的配制,由于传承的不同和各自的不断改进,各地使用的弩药液配方有所不同,但其核心都是利用有毒药物的强劲功能以达到疗顽疾、起沉疴的目的。下面介绍两种弩药处方和制作方法。

1）实例一

（1）处方:三分三、川乌、草乌、独钉子、小霸王、土牛膝、雪上一枝蒿、红花蛇等 12 味药物各 500 克,蜂毒、麝香适量。

（2）制法:取除蜂毒、麝香以外的方中诸药捣绒。置

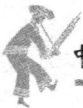

于一罐中,加水将药淹没,液面高出药物 5 厘米左右,搅拌半小时后倾出混悬液,静置待其完全沉淀后用细布过滤,滤取的药物细粉置一罐中加酒淹没,日晒夜露 49 天,在此过程中酒干后就加酒,蜂毒、麝香于后期加酒时加入,直至形成很浓的黑色药膏,收存于竹筒中,用时加酒适量稀释便可。

2)实例二

用川乌、草乌、南星、一枝蒿、半夏、半截烂、断肠草等 30 多种鲜药汁,将药置放于阴凉通风处,浓缩成膏状,然后收存于瓷瓶内备用。用时以竹签挑出黄豆大小的药膏,用 500 毫升酒或冷开水稀释,并加入适量的虎尿、蜂毒,然后用做好的针具蘸药液刺患处,视患处大小而定针刺的次数。

2. 现代研究

由于弩药针法的应用比较普遍,而且疗效好,我们协助贵阳中医学院第一附属医院建立起了苗医专科门诊,以弩药针法等苗族传统治疗方法服务患者。临床结果表明,弩药针法对腰腿疼痛、颈椎病、风湿性关节炎、类风湿性关节炎等疾病有良好的效果。要求用该法治疗的患者越来越多,应接不暇。

笔者的一位研究生便以此为学位课题,对弩药针的毒性、药效及临床进行了深入研究。研究结果表明弩药

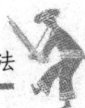

液的中毒剂量是临床用量的 300 多倍,有很高的安全性;药效学实验证明,弩药针法具有显著的抗炎、镇痛、抑制致炎因子的表达、防止佐剂性关节炎对骨膜的损害等作用;临床探索性研究表明弩药针法对神经根型颈椎病有明显的疗效。有鉴于原用的传统弩药针造成的疼痛感较强,贵阳中医学院第一附属医院苗医专科对此进行改良,采用现代微针技术代替传统的针刺,基本上实现了无痛治疗而疗效不减,使之更具实用性和推广性,这也是对传统苗医外治法的创新和发展。

硫黄针法

【方法简述】

硫黄针法也是苗族民间常用的针疗方法之一,在我国西部苗医中使用较多,治疗风湿疼痛,特别是冷毒、湿毒为主的冷骨风、麻木风等有较好疗效。因其简单、经济、方便而医者乐用、患者喜爱。

【治病原理】

硫黄针法是使用适当的针具并且配上硫黄在选定部位进行针刺,通过针的刺激和硫黄的温热作用以刺激四大筋脉,排除毒素,促进人体生灵能的护卫性和营缮性的发挥,进而祛除冷毒、湿毒、风毒而达到治疗相应疾病的

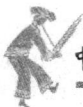

目的。硫黄性热,走中、里两关,长于治风毒、逐冷毒,其熔融状态药性更强且能融合其他药物。

【操作方法】

(1)器具准备:取缝衣针1枚,将针尾插入筷子头内,仅留出长1.5毫米左右的针尖扎紧备用。取硫黄适量,放在一粗瓷碗内燃烧,待其熔融即可(也可以根据病情需要加入一些其他药物)。

(2)操作:先在患部用白酒或酒精消毒,然后用针尖蘸熔融状态的热硫黄点刺患处或选定的穴位,所选穴位一般多为阿是穴,视患处大小点刺数针至数十针不等,治疗后消毒即可。每天1次,7天为1个疗程。

【主治疾病】

主要用于治疗偏瘫、风湿麻木、关节疼痛、外伤肿痛等偏于冷毒、湿毒所致的各种关节疼痛。

【注意事项】

(1)掌握好深度和时间,对于年老体弱者和重要穴位要慎用。

(2)注意消毒,防止感染。

(3)在皮肤疾患处不宜用此法。

(4)严格掌握适应证。

【相关介绍】

硫黄一药被人们认识并用于临床治疗疾病已有两千

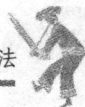

多年的历史。但一般都认为其有毒,故内服者少外用者多,用于内科疾病者少用于外科疾病者多。硫黄属热性,入冷经,将其烧熔后趁热使用是本法充分发挥其祛逐冷毒疗效的特点。

据记载,老苗医刘知能曾用硫黄针散刺结合火罐拔毒及苗药过河香外敷,治愈苗乡谈虎色变的飞疔(相当于现代医学的皮肤炭疽)数例,该病即使是在今天也是相当危急之病。

❧ 捏筋法 ❧

【方法简述】

捏筋法从本质上讲属于推拿和按摩的范畴,只是由于苗医对捏筋自有心得,手法特别,且可单独用于治疗不少疾病,故列为一法。医生运用双手对患者的特定部位的大筋和筋膜进行捏拿,重点在一些有麻胀感的特殊部位进行,故又称为"捏麻筋"。本法对于一些疾病确有迅速缓解的效果。

【治病原理】

苗医所说的"筋"具有行惠气、传信息、连接机体、承受拉力等多方面的功能,因此整个筋的体系生灵能丰富而极具灵感性。在筋的突出部位进行较强的刺激便可调

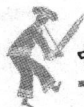

动其灵感性产生灵动效应,使人体的生灵能迅速发挥护卫性和排异性功能,达到进气排毒的作用。

【操作方法】

捏筋法包括捏推法和捏掐法两类。

1. 捏推法

捏推法是医生用双手手指提捏筋膜、皮肉向前推动。其手法又分为两种:一是医生用拇指桡侧缘顶住皮肤,食、中指前按,拇、食、中 3 指指端夹住皮肉筋膜,同时提拿,双手交替移动,向前推进;二是医生食指屈曲,以食指中节桡侧缘顶住皮肤,拇指端前按,拇、食指夹住皮肉筋膜,并用力提拿,双手交替向前推进。

捏推法主要用于脊背部,上至肩颈,下齐尾骶部,自下而上,捏推脊柱两侧的皮肉,故又称"捏脊法"或"翻皮筋"。一般来说,热病者,自上而下捏推;冷病者,自下而上捏推。可一边捏推,一边上提抖动,也可捏推到终点时,再上提抖动,反复操作 3 ~ 5 分钟。一般不宜同时来回上下捏推。捏推后,病人有一种轻松舒适感,病情即渐好转,必要时可配合弹筋、掐筋等法交替使用。

2. 捏掐法

捏掐法是医生用拇指和其余 4 指(或食指、或中指、或 4 指)掌面,夹住病人各部位突出的大筋,一松一紧地夹持,似如弹筋之法,但无提弹动作,使病人有明显的酸、

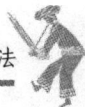

麻、胀感。捏掐法主要用于捏颈部大筋、腋前筋、腋后筋、上臂筋、虎口筋(合谷)等处。

【主治疾病】

捏推法主要用于风湿性腰背痛、劳伤、头晕头痛、恶心呕吐、打嗝、腹胀、肠鸣、消化不良、小儿腹泻、干瘦病等的治疗,尤其对消化不良、腹胀、恶心、全身不适等有立竿见影之效。

捏掐法所捏各处大筋都有其所主的疾病,具体如下。

(1)捏颈肩筋:此法是医生用两手捏按患者左右两侧的颈项筋和两肩筋。自上而下捏揉,从颈后风池穴处捏揉到两肩部,操作宜缓慢,用力适度。主要用于头昏头痛、颈项不适、落枕、肩颈酸痛等疾病的治疗。捏按颈肩筋时会感觉胀及头颈,尔后舒适轻快,从而起到治疗作用。

(2)捏腋前筋:揉捏腋前筋主要用于胸闷、胸痛、肩臂痛。捏此筋胀及前胸、上臂,捏之后胸、臂舒适轻快,从而起到治疗作用。

(3)捏腋后筋:此法操作同捏腋前筋,主要用于治疗颈背部疼痛、头不能后转、胸痛、头痛、头昏眼花等疾病,捏揉此筋,胀及肩臂、头、胸等部位,从而达到治疗目的。

(4)捏揉上臂筋:此法是让病人侧卧,左或右上肢外展,医生用拇指放在病人上臂外侧,其余4指放在上臂内

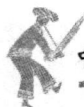

侧,相对捏揉,自上而下,捏到手弯(肘窝)处,反复操作3～5分钟。主要用于治疗肩关节痛、颈部痛、上臂痛、头昏眼花、胸闷胸痛等疾病。

(5)捏揉虎口:此法是让病人手指微屈曲,自然放松,医生用拇指放在病人腕部外侧,拇指上翘时两指筋的陷凹处,其余4指放在掌侧,自上而下,沿一、二掌关节间隙,经虎口,循食指外侧缘,下至食指甲角旁,反复捏揉1～3分钟,再以拇指、食指端放在合谷(虎口)处,捏掐2～3分钟。主要用于治疗头痛、牙痛、头昏眼花、鼻塞流涕等疾病。捏揉虎口会胀及头部以起到治疗作用。

(6)捏揉股后筋:让病人俯卧,两脚伸直,医生两手4指并拢,放在病人大腿根部内侧,两手拇指放在病人大腿根部外侧,自上而下捏揉,经脚弯筋、脚小肚达脚跟处,反复操作3～5分钟。主要用于治疗腰腿疼痛、坐骨神经痛、脚麻木、脚小肚抽筋、脚小肚酸痛不能久站、挑抬过重引起下肢筋骨酸痛等疾病。

【注意事项】

(1)本法要注意手法的轻重适度,过轻达不到治疗效果,过重则病人难以承受。

(2)对手法和部位要经过反复实践,纯熟后方可为病人施治。

(3)本法多用于成人,小儿不易感知。

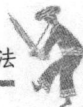

灸蜡拔毒法

【方法简述】

本法是通过使用黄蜡在选定的体表部位加热熔化的过程而吸拔体内毒素的一种外治方法,属于苗医拔毒疗法的范畴。因其方法简单、方便、经济而民间乐用之。

用面粉以水调合作圈,圈在患部,圈高3厘米左右,粘贴在皮肤上,勿令其泄露。在圈内填充黄蜡粉,以炭火于面上灸热黄蜡使其熔化,从而达到拔毒治疗疾病的目的。

【治病原理】

大凡疔、瘰、疱、疮多为毒之所聚,用黄蜡灸之可将所聚之毒吸拔出体外,其肿自消、其病自愈。本法属于苗医治毒法之一的拔毒法,简单、方便、实用而又有切实的疗效。

【操作方法】

让患者取适宜的姿势使病位朝上,根据病变部位的大小,用面粉以水调合作圈,圈在患部,圈高3厘米左右,粘贴在皮肤上,勿令其泄露。在圈内填充黄蜡粉,以炭火于面上灸热黄蜡使其熔化。毒浅者皮肤很快会感到发热,到难以忍受时即止。而毒深者的热痛感比较迟钝,可

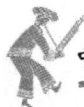

再下黄蜡粉,随化随添,直至圈满,继而用炭灸至蜡沸。患者初觉痒,后觉痛,至不可忍受时立即去火,并浇少量冷水于沸蜡上,则蜡凝固。取下蜡块,可见近皮端带青黑色,是毒被拔出的表现。浅者一二次便消,深者三四次可愈。

【主治疾病】

适用于各种疔、瘰、疱、疮,如背瘰、肿毒、对口疮等。

【注意事项】

(1)对于毒深者,因其敏感度较低,感疼痛时应迅速去火,水冷黄蜡,以免过久损伤皮肤。

(2)本法不宜用于大面积的疮肿。

(3)皮肤已经有溃烂者不宜用。

(4)体温升高者不宜用,以防感染加重。

拔黄毒法

【方法简述】

"黄毒"是指身体皮肤出现非正常的黄色状态,即现代医学所说的黄疸。当人体出现黄疸时,苗医有一种外治法专门治疗黄疸,通过黄蜡的热熏将黄毒从体内吸拔出来。本法在苗族民间应用久远,由于黄疸与肝炎有密切关系而古代缺少这方面的认识,深入探索本法对肝炎

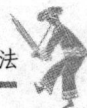

的治疗机理,具有较高的实用价值,是一种值得进一步研究的民间治病方法。

【治病原理】

苗医认为,正常情况下黄胆水无毒,还有健胃消食的作用,发生黄疸多因毒犯肝架致肝胆炎热而胆汁外泄,窜至肌表而形成对人体有害的"黄毒"。本法通过肚脐局部的熏拔把黄毒集于肚脐并逐渐渗透出体外,起到拔出黄毒、促进身体康复的作用。

【操作方法】

取薄草纸用笔管卷成筒状,一端以纸封住并用熔化的黄蜡将纸筒四周浇匀(勿使蜡进入筒内)。让患者仰卧,把蜡筒罩在肚脐上,以蜡封固的一头朝下,再以面粉团做圈,护住筒根,勿使泄气,点燃筒头烧至筒根面粉圈处。一根烧完后另取一根再烧,同时观察脐中,若有如鸡蛋黄的黄水渗出则将其取尽。轻者烧七八筒,重者烧数十筒,每日 2 次,以取尽黄水为度。黄水尽则黄疸自消。

【主治疾病】

适用于身黄如金,或兼肿胀、呕吐,或眼目赤黄者。

【注意事项】

(1)术者应戴上口罩、手套等防护用具,以防被患者传染。

(2)黄水可用棉球蘸取并用火烧毁,勿乱丢弃而造成

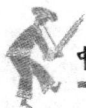

污染。

（3）细心操作，避免灼伤患处周围皮肤。

（4）体温升高者慎用。

（5）免疫力低下者慎用，以防感染加重病情。

❀ 纸煤筒法 ❀

【方法简述】

用草纸浸透熔化的蜡，裹住竹筒的一端，另一端罩住肚脐，然后点燃蜡纸，至蜡纸烧尽，达到拔除毒素治疗疾病的目的。属于拔毒法的一种，多用于治疗小儿疾病。

【治病原理】

纸煤筒法是通过用一定的器具和方法在小儿的肚脐上造成负压，通过热量和所形成的负压，以达到通气、透毒、刺激筋脉的作用，从而起到拔除毒素治疗相关疾病的效果。

【操作方法】

（1）材料准备：取直径为 3～4 厘米，长 40～50 厘米的竹筒 1 个，两头磨平。草纸少许，石蜡适当，熔化备用。

（2）操作：用草纸浸透熔化的蜡，裹住竹筒的一端，另一端罩住肚脐，然后点燃蜡纸，至蜡纸烧尽。

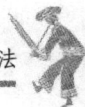

【主治疾病】

主治小儿腹胀、腹痛、腹泻、食欲不振等疾病。

【注意事项】

患儿以坐姿为好，以免熔蜡烫伤患儿。

❖ 拔毒根法 ❖

【方法简述】

本法是采用外敷拔毒药物拔出局部疮、脓的毒根，减少体内毒素的方法。医生借助铜、铁、竹、木、瓦、石等器物刺入患者的疮肉内，将疮挑破，然后把备好的膏药贴上，可拔出疮疗的毒源。它属于苗族特色外治疗法之一。

【治病原理】

疗、疮之毒重者，好而复发，此为疗、疮毒根未出之故也。若不即时治疗，除去毒根，再发则根愈深而愈难治也。当此之时先拔毒根再行用药则病愈不再复发。

【操作方法】

拔毒根的方药各有所传，但目的相同。以下列举几种方药供读者参考。

方1. 用蓖麻子1粒去油，乳香0.3克去油，共捣烂，用饭和为饼贴之，少时疗根拔出。

方2. 葱白加蜜槌绒，将疗刺破敷之。待人行五里地

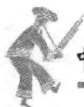

的时间即可(30~40分钟)。其根自出。

方3. 红膏药:专治疗、疮、疡及一切无名肿毒。取银朱粉3克,蓖麻子6克,嫩松香15克,黄丹粉3克,轻粉1.5克,共捣如泥。如治疗疮,则用针将疗疮头挑破,用此药作一小丸,如黄豆子大,安膏药上(可用创可贴),当中贴之,疗毒即拔出。

【主治疾病】

主治各种疗、疮毒,尤其是反复发作者。

【注意事项】

(1)医生所用器具要严格消毒。

(2)操作过程中要尽量做到无菌,预防感染。

(3)已经感染体温升高者,要配合相应的药物治疗。

蛤蟆拔毒法

【方法简述】

将活体的癞蛤蟆剖开,去除内脏之后将其贴敷于患者身上,以达到吸拔毒素治疗疾病的一种方法。本法是苗族世代相传,独具苗族特色的治疗方法。早在《验方新编·伤寒》中就记录了古代苗人用癞蛤蟆贴敷治疗的秘方:"凡伤寒发狂,眼直舌强,或发斑疹,急用铜钱于脊背、两手弯、两乳旁、两腿弯刮出青紫色,随取癞蛤蟆一只(目

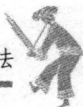

红、皮红、腹无八字纹者勿用),破开去肠肚各物,贴心坎上,取蛤蟆肝煎水服之。并用煮熟鸡蛋,去壳,于刮伤处乘热滚擦,随滚随换,其病顿减,有起死回生之功。滚过鸡蛋埋入土内,不可使鸡犬误食。此苗人秘方也。无癞蛤蟆,用鸡亦可,不必食肝,终不如蛤蟆之妙。"

【治病原理】

蛤蟆又名蟾蜍,既是有名的中药,也是具有多种功能的苗疆药物。癞蛤蟆本身具有攻毒、通气、散血之效,而其鲜体在人体体温的作用下,其精血在干涸的过程中对人体体内的毒素有良好的吸拔作用。因此,以蛤蟆经过处理后的鲜体贴敷于人体,可拔除体内毒素,同时发挥通气行血的作用。本法是苗族民间比较流行的外治方法,可用于治疗多种疾病,简单实用而有效。

【操作方法】

取活蛤蟆1只(眼红、腹无八字纹者勿用)破开去肠杂,趁鲜贴敷于人体胸腹等相关部位上。一般如胸部胀满、烦闷、黄疸等可贴于胸部,腹胀、腹泻、腹痛者加贴肚脐。用时一般可适当包扎以防移位,2小时后取下。每日1次。病重者或取蛤蟆肝煎水服之更妙,轻者不服亦可。

【主治疾病】

治疗一切心腹胀闷,或痧症气闭,或伤寒烦躁,或发斑发疹,或痈疽毒气,黄疸病发黄欲死,瘟疫心腹疼痛、小

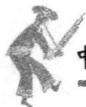

儿阴寒腹痛、疳积和各种原因所致的胸闷、腹胀,内攻呕吐等症,极具疗效。

【注意事项】

(1)按苗族习惯须永远忌食蛤蟆。

(2)注意安全,预防中毒。

(3)尽量注意操作卫生,预防感染。

【相关介绍】

在没有蛤蟆的情况下可用家鸡代替,但终不如蛤蟆之妙。

家鸡拔毒法:取白毛乌骨鸡(又称绒花鸡、白凤凰)1只,干掀去毛,剖去内脏,趁热敷于患者心口上(或腹部肚脐处)。用于治疗发黄欲死,或瘟疫心腹疼痛时可先涂适量鸡血于心口然后敷上鸡身,或用于治疗小儿腹痛、疳积时敷于肚脐。

掐刺法

【方法简述】

该法是医生用手指及指甲,根据病情在病人相应的部位进行一定程度的掐抓、甲刺,通过这种强烈的刺激,使病人的疼痛或其他症状得到缓解,达到治疗疾病目的的一种简便易行的方法。由于传承不同,掐刺法也各不

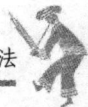

相同,有的以掐捏为主,有的以甲刺为主,均很受欢迎,效果也都十分明显。

【治病原理】

苗医四大筋脉理论认为:人体通过筋和脉两大体系在体内循环以维持人体的生命和功能。筋主行气,脉主行血,两者有相互依存和相互制约的紧密关系。四大筋脉广布全身,是气血循行的两大通道,大多疾病的产生都与气血的盈亏和畅阻息息相关,因而刺激筋脉的运行往往成为治疗各种相关疾病的重要手段,而掐刺法正是最为简单实用的刺激方法之一。

中医的经络学说认为:人体全身遍布经络,经络是人体气血津液运行的通路,并将人体的内脏、骨骼、器官、筋骨等组织紧密地联系在一起,构成一个统一的整体。经络不仅是病邪由表入里的传变途径,也是脏腑与体表组织之间病变相互影响的沟通渠道。所以当脏腑组织发生病变时,就可以通过对经络腧穴的施术使其发生相应的作用,调节脏腑气血的功能,激发机体的抗病能力。

从现代医学的解剖位置来看,苗医掐穴术的部位实际是与脊柱两旁的内脏、小神经节、腹腔神经节、肠系膜上神经节、肠系膜下神经节相重合。这些神经节组成串珠状交感干,与内脏神经丛相连。因内脏感觉神经元的胞体位于脊神经节与脑神经相连的神经节内,内脏的感

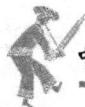

觉冲动要经过脊神经后根进入脊髓的后角传入脑干,所以掐腰部要穴时能阻断感觉神经纤维的冲动传导,使内脏平滑肌松弛,反而缓解疼痛。通过强烈的刺激,迫使内脏的腺体分泌改变,增强消化功能,从而治疗消化系统的疾病。

【操作方法】

医生徒手,不需要任何医疗器械,不管在何种场合,随时随地都可进行操作。掐法是以手指为主,刺法则是以指甲为器具。

掐法是以两指或多指在选定部位掐捏。如石国章所擅长的掐法是以背脊部为主,从第十胸椎到第二骶椎旁开1.5～2厘米的竖直肌中进行掐抓。具体分3种掐法:即重掐法、重抓法、重按法。

(1)重掐法:患者取坐位或俯卧位,医者剪去指甲,找准部位;叉开虎口,拇指和食指分开,用大拇指指尖掐紧病人脊柱两侧部位,从下至上,再从上至下来回找准病人的要穴,每掐1次要问病人的感觉,以确定是否找到穴位,掐捏时如果病人感到酸麻、沉胀、舒适的感觉,疼痛即消失,即为得气,就是掐中要穴了,此时要反复地对要穴进行掐捏,然后用手轻揉被掐部位的肌肉,以缓解肌腱,促使气血通畅。掐穴术就此完成。但此法适用于肌肉中等肥厚之人,以免掐伤皮肤。

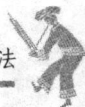

（2）重抓法：患者取坐位或俯卧位，医生找准部位，用双手的拇指、食指、中指、无名指同时用力，重重地抓患者该部位两侧粗大的肌腱，由上而下，再由下而上，反复的抓寻要穴，得气后再重抓数次，然后用手掌轻揉被抓的部位，以促使气血通畅。此法适用于肌肉较肥厚的病人。

（3）重按法：病人取坐位或俯卧位，找准部位后，医生双手紧握拳头，用突起的第二指关节骨顶住病人脊柱两边粗大肌腱，由上而下，再由下而上，反复的重按抓寻要穴，每重按 1 次都要向左右滑动少许。得气后，再反复重按数次，然后用手掌轻揉被重按的部位，以促使气血通畅。此法适用于肌肉肥厚的病人。

行刺法的医生需留较长的指甲，以小指指甲为主刺激选定穴位，手法分重刺和轻刺。一般重刺用于主要穴位，轻刺用于辅助穴位，以"得气"为度。

【主治疾病】

本法适用于各种腹胀，肠鸣腹痛，便秘，伤食积滞，嗳气反酸，感冒，咳嗽等多种疾病。

【禁忌证】

外伤性腹痛，肠穿孔，弥漫性腹膜炎，肠梗阻，腰扭伤，腰背皮肤有溃疡面，以及有痈疽疔疮的患者不宜用此法。

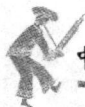

【注意事项】

（1）患者肌肉要肥厚，以免掐伤皮肤。

（2）患者皮肤要没有破溃之处，以防掐刺过程中感染。

（3）不能耐受疼痛者慎用。

（4）使用掐法的医者，指甲要短而干净。

【相关介绍】

苗医石国章发表了相关文章详细地记载了他所使用的掐捏方法和相关经验。

苗医李成皇可谓甲刺能手，也颇具代表性，他所治疗的疾病范围相当广泛，甚至包括不少的恶性肿瘤。其诊室的病人络绎不绝，病人所赠的锦旗可绕房数圈，足见其在当地的影响力且疗效也得到公认。

掐蝴蝶法

【方法简述】

本法从根本上说属于掐刺法，因其理论独特，使用普遍而单列。具体方法是：苗医在患者裸露的胸部两侧胸大肌及胸骨柄两旁，或者背部两肩胛骨之间的脊椎两侧看准蛾形异常点之后，双手屈拳状，拇指伸直，对其斑点稍用力进行掐刺，由于该部位形成类似蝴蝶的外形，故称

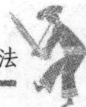

掐蝴蝶法。其是苗医用于治疗肺部疾病的一种简单实用的方法。

【治病原理】

苗医把人体胸部视为蝴蝶状,并认识到人体的许多肺部疾患会在此处有明显的外在表现。掐蝴蝶(苗语:拉巴剖)法又称掐飞蛾,是苗医用于治疗肺部疾病的一种简单实用的方法。在苗族村寨中多有这样的行家里手,单凭双手为患者治病,颇受群众欢迎。掐蝴蝶法是通过术者掐刺特定的病症反应区域以刺激筋脉,调整气血,激发人体生灵能的护卫作用,以清热、止咳、平喘、退气降逆而达到治病目的的方法。现代科学研究证明:内部脏器发病会在体表出现过敏带的反应(如海特过敏带),这些过敏带是按身体分节构造以体节性出现,当内脏有病时,与其相应的脊柱所分配的皮肤区域会出现感觉过敏,其中比较显著的称为"极点"。因此,深部器官的疾病往往会在同一体节的皮肤上反映出来,表现在体表的特定区域处发生感觉过敏,刺激体表一定的穴位,就能治疗体内脏器的某些疾病。

【操作方法】

(1)施术部位:为患者整个前胸部(见示意图),重点取两侧胸大肌及胸骨柄两旁,重者还应当取背部两肩胛骨之间的脊椎两侧。苗医认为,人体的前胸廓恰似一只

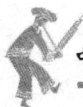

巨形飞蛾（或蝴蝶），两侧为翅，中间为身，上方（锁骨中点，即天突穴下方）为头（所以苗医把以咳嗽、高热、鼻翼扇动为主症的肺炎类疾病称为"飞蛾症"），而整个蛾形均为取穴的范围。在发病期间，患者胸部可呈现出红色、黄色、褐色或灰色等各种皮肤颜色的改变，谓之"飞蛾斑"（蝴蝶

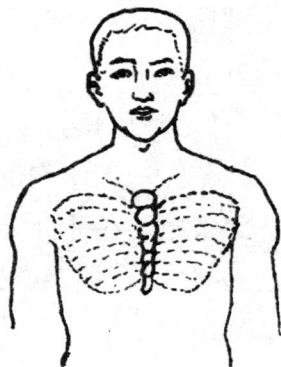

"飞蛾斑"示意图

斑）。苗医把红、黄的皮肤异常改变称为"铜飞蛾"（铜蝴蝶，苗语：巴剖冬），把褐色、灰色的皮肤异常改变称为"铁飞蛾"（铁蝴蝶，苗语：巴剖劳）。该部位以手摸之有轻微的震颤感，似蛾翅在扇动，若找不到皮肤异常点，在蛾形内掐刺亦有效。

（2）具体操作：术者与患者相对而坐，小儿宜在大人怀抱中取仰卧位，露其胸部，术者看准蛾形异常点之后，双手屈拳状，拇指伸直，对其斑点稍用力掐刺（小儿用力略轻），以患者能忍受并有酸、麻、胀、痛感为宜。每日 1 次，连续 3 天为 1 个疗程，每个疗程间隔 1 ~ 2 天，背部穴位重点以大椎、双肺腧穴为主。各部位的顺序一般自上而下。

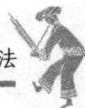

【主治疾病】

本法适用于急性气管炎、慢性气管炎急性发作、小儿肺炎、大叶性肺炎初起、重感冒咳喘等症,对哮喘发作期效果亦佳。

【注意事项】

(1)操作时的力度要适当,一般是成人偏重,小儿稍轻,多以患者能忍受并有酸、麻、胀、痛感为宜。

(2)术者指甲不宜过于尖锐,以免刺破皮肤。

(3)重症或有其他并发症者,宜配合药物治疗。

(4)操作宜1天1次,不可过频过急,操之过急反而有害。

荨麻刺激法

【方法简述】

荨麻又称禾麻,是苗医常用于治疗风湿病的药物,多生长在坡地坎边,因触之能蜇人,致人起成片红色小丘疹而痒痛不已,故人多趋避之。但苗医在治疗风湿病时常取新鲜的荨麻抽打患部,对患部进行强刺激。常人见之心有余悸,而患者受之则泰然自若,甚至感觉舒适。

【治病原理】

荨麻对人体有刺激作用是因为其腺毛中含有蚁酸。

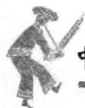

本法的作用原理是通过荨麻中的蚁酸对人体皮肤产生强烈的刺激,激发人体生灵能对身体的护卫作用和排异作用以驱赶局部毒邪,同时也起到疏通筋脉、祛风除湿的作用。

【操作方法】

让患部裸露,医生取新鲜荨麻(以红荨麻为佳)1 棵,抽打患部以起红疹为度。一般来说患者不觉疼痛,反而有舒适感。每天 1 次或隔日 1 次。

【主治疾病】

主要用于风湿病和半边风。

【注意事项】

(1)只可抽打患部,不能抽打正常部位,以免损伤正常皮肤。

(2)医者施术时当使用较厚的手套,以免损伤自身皮肤。

(3)老人、小儿慎用。

(4)身体瘦弱者慎用。

(5)皮肤溃烂者慎用,以免感染。

(6)传染性皮肤病者慎用,以免医者自身感染。

烧药火法

【方法简述】

将制好的药粒置于患者的病变部位或所选定的穴位

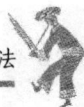

上,将药物点燃以对患者进行刺激。烧药火法是一种在苗族民间比较常用的治疗方法。

【治病原理】

烧药火法是在选定的穴位上点燃药粒,通过对穴位的强热刺激和药物成分的双重作用而激发生灵能,达到舒通筋脉、祛除毒邪的目的。

【操作方法】

取绿豆大小的硫黄或米粒大小的麝香置于选定的部位,用火煤子将其点燃,烧至患者不能忍受时取掉。

【主治疾病】

本法具有较强的散寒除湿之功,主治风湿麻木、关节疼痛等症。

【注意事项】

(1)本法刺激性强,要掌握适度,以免烫伤皮肤。

(2)年老体弱者及小儿不宜施用此法。

烧姜法

【方法简述】

本法是用药物置于姜片上烧,隔着姜灸治疾病,达到治疗效果的一种民间医药方法,在苗族民间应用比较广泛。具体方法是把姜片置于(患者)选定的穴位上,然后

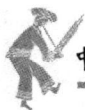

在姜片上点燃一定的药物,借助姜片和药物的双重作用来治疗疾病的一种苗医外治疗法。此方法具有简单、经济、疗效显著等特点。

【治病原理】

苗族称为哦婵疗法,是置姜片于一定的穴位,通过姜片透过热力和药物的双重作用以促进机体气血的运行,达到舒通筋脉、除湿止痛的效果,与中医灸法的作用有相似之处。

【操作方法】

(1)材料:切生姜数片,厚度约3毫米,艾叶或冰片适量(若用艾叶当制成绒球使用)。

(2)穴位:多用于阿是穴,根据不同的病情也会选择一些固定的穴位,如头部的太阳穴、百会穴,背部的肺腧穴、胃腧穴,腰部的命门穴,腹部的中脘穴、神阙穴、关元穴,下肢的环跳穴、足三里穴、三阴交穴,上肢的户头穴、曲池穴、合谷穴,等等。

(3)操作:把生姜片放在要灸的穴位上,姜片上置药物——冰片或艾叶绒球(艾叶晒干,碾碎为绒,握紧为球,以免点燃后散落烫伤皮肤),点燃药物,待艾叶或冰片燃尽后去掉药灰换上药物再烧,每穴可烧1~2次,每次可同时烧2~3穴。温度以患者能够忍受为度,过烫时可把姜片稍提起来,灸后皮肤潮红充血。痈、疽、疮毒之灸则

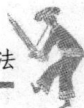

以选用大蒜代替生姜更为适合,一般每日施灸 1 次。

【主治疾病】

用于伤风感冒引起的疼痛,顽固性头痛,血弱症所致的头昏,风湿性关节炎,肠炎,腹泻,神经衰弱,抽搐,昏迷及各种痈、疽、疮初起等疾病。

【注意事项】

(1)不宜在有各种皮肤病、溃疡的部位施术。

(2)禁止在孕妇的腰、腹部施术。

(3)注意避风,以防吹落药物烫伤皮肤,避免受凉。

(4)选用阿是穴进行施治。

(5)每日施灸 1 次为宜。

(6)小儿不宜施用此法。

天泡灸法

【方法简述】

本法是把某些具有较强刺激性的鲜药或自制的药粒敷贴在人体一定的穴位上或特定的部位上,在置药处会产生痛痒感,使局部出现水泡以达到治疗目的的一种外治疗法。因无热源而又能引起局部发泡如火燎,形成灸疮,故又名自灸、冷灸、天灸等。本法是流传很久的方法。有学者研究认为马王堆汉墓与苗族有深厚的历史渊源,

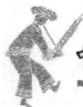

在马王堆汉墓出土的《五十二病方》中载有："炕……以蓟印为中颠……"据考古学家考证，"炕"是指一种毒蛇，"蓟"为芥子，意为被炕这种毒蛇咬伤可用芥子泥敷于头顶穴来治疗。白芥子就是因对皮肤有刺激作用，后来才常用于天灸的药物。这也算是对天泡灸的最早记录了。

【治病原理】

天泡灸法的治疗原理主要是通过能够引起发泡(具有较强皮肤刺激性)的药物贴于表面皮肤上，起到一种"微面积的化学性、烧伤性刺激"的作用，这种刺激首先作用在皮肤的感应器上，通过复杂的反射机制达到止痛及治疗疾病的目的。苗医理论认为：本法是使用对皮肤有较强刺激性的药物置于局部皮肤使之起泡，通过刺激作用达到气血流畅、疏通经脉、激发人体生灵能的护卫性和排异性以达到治疗目的。

【操作方法】

(1)药物的选用。常用的发泡药物有毛茛、斑蝥、大蒜、白芥子、蓖麻子等。选其中的一味使用或复合使用均可。

(2)根据不同的病情，选用不同的穴位，也多选取阿是穴。

(3)一般使用毛茛或斑蝥等对皮肤有较强刺激性的药物为主，可根据病情配合使用一些对症的药物为辅。

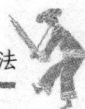

鲜药捣烂后取花生米大小的药团包在局部,待有痒痛感时取下,局部有水泡发出;也可用斑蝥或混以它药先制成黄豆大小的药粒,临用时取 1 粒置于胶布上并将其贴在穴位上,同时掐(或压)破药粒。待有痒痛感时取下,有水泡发出。

(4)根据敷药处起泡的不同时间,仔细观察,待起泡后,即揭去敷药,再用消毒纱布包扎好,以防感染。

(5)发泡处的皮肤愈合复原后,根据需要可再次发泡。

【主治疾病】

本法适用于局部癣病、风湿性关节炎、肩周炎、肌纤维炎、慢性肌劳损、摆子症(疟疾)、牙痛、咳喘等。治疗局部癣病、风湿性关节炎、肩周炎、肌纤维炎、慢性肌劳损等症,多选阿是穴;治疗咳喘可选天突、定喘、肺腧、膻中、足三里等穴,轮流使用。还可以治疗小儿消化不良、疟疾、黄疸和妇女痛经等。一般每周 1 次,3~4 次为 1 个疗程。治疗摆子症和牙痛可选额角或掌面腕横纹的中点。

【注意事项】

(1)本法要掌握好贴敷的时间,有轻微的痒痛感即可,勿使太过。

(2)所发水泡一般无需任何处理,数天后自行干结。注意勿使其感染。

(3)不能误入眼内或黏膜,以免受损害。

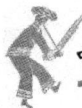

（4）由于发泡的药物大多具有腐蚀性和刺激性,有些还有较大的毒性,所以发泡的药物禁止口服和乱敷。药物敷用后应立即包扎好,防止药物外溢或滑脱。

（5）发泡后水泡可以不挑破,但要注意局部清洁,最好用消毒纱布包扎,预防感染。如果水泡不慎破了,也可以外涂龙胆紫之类的消毒液消毒。

（6）如果病情需要在原发泡处进行第二个疗程时,必须待发泡处皮肤愈合后再进行。

（7）在治疗一些急性或烈性传染病（如白喉）时,应配合应用抗生素、抗毒素等其他药物。

（8）颜面及会阴部慎用此法。

沸汤灌顶法

【方法简述】

本法是苗族所创的用以治疗精神分裂症的一种特殊方法。具体方法是将选定的药物煎煮成汤,趁药液高温的情况下自患者头顶浇淋而达到治疗疾病的目的。本法看上去十分惊险,甚至会使患者大喊大叫,惊恐万状,却有明显疗效。

【治病原理】

通过对身体和精神的强烈刺激和震撼力,以及选出

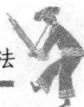

和拔出与疾病有关的"病根毛发"达到治疗疾病的目的（当地苗医认为疯狂病与头顶上的一些头发有密切的关系）。因为该方法有让人难以想象和难以解释之处，故在此仅作为情况介绍，未加深入研究者不宜随意效仿。

【操作方法】

药物为蒙知能、乌金稀、乌仙背、荷叶树寄生、燕子尾树、鸟视血、老娃双、乌布书树、乌灵芝、土千斤、肿节风、蔸布百、和目寄生、乌仙头、五指树、枫树寄生、黄皮藤、乌苏杜、大头竹、棉叶角罗树、红叶黄皮树、红凉伞、大九牛胆共23味药各适量，加水淹过药面3~5厘米，以大鼎锅煎煮（生鲜药物为佳），以大火煎煮处于沸腾状态备用。

操作：医者让患者脱去衣物，并取此高温的药液自上而下给病人淋浴，直到天灵盖有几根头发竖起，把竖起的头发拔掉则算施治完毕，以后每隔1周按上法淋浴1次，一般3~4次病人再无头发竖起，病即告愈。

【主治疾病】

本法适用于疯狂病（相当于现代医学的精神分裂症、癫痫病）。

【注意事项】

一般人不知深理，不可轻易用。

【相关介绍】

本法为广西苗医所创，曾有报道，并认为疗效显著。

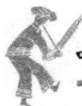

广西民族医药研究所的苗医科曾想引用此法收治病人，但医院考虑到安全等方面的原因最终未能实施。对以上23味药因多为当地苗名或土名，未能进一步考证。

沸油抹擦法

【方法简述】

本法为苗族民间常用的一种古老的传统疗法，术者手挑沸腾的油不断在患者身子上涂抹，挑油时还常伴有"喳——喳——"的爆裂之声，并在手中出现蓝色的火焰，医生口中还念念有词，让观者心惊肉跳。清末民初在湘黔边境一带的苗医应用较广，近代在该地区仅见于个别名老苗医使用，年青一代的苗医已少见施用而近于失传。最近我们在调查中发现贵州水城一带的苗医善用此法者亦屡有见之。本法看上去惊险，只要使用得当一般并无大碍。

【治病原理】

沸油抹擦法苗族称为"铺间"疗法，实质上是一种苗医理疗方法。它是用沸油的热气对肌体进行抹擦，使毛细血管扩张，血液循环加快，达到祛除冷毒、通气散血、舒通筋脉和止痛的作用。

【操作方法】

（1）用具：小铁锅1个（或瓷盆亦可），桐油500毫升，

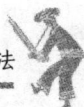

明矾 35～40 克(研为细粉),凉水 1 碗(约 500 毫升)。

(2)操作:将桐油放入小铁锅内,于火上加热至将沸时加入明矾粉,油便沸腾,即可施术。

施术者面对患者而坐,左手扶住患者,右手先在凉水碗内浸湿,五指并拢,在沸油上轻拂而过,此时可听到"喳"的爆裂声,甚至浓烟滚滚,雾气腾腾,或沸油燃烧至蓝色火焰。术者宜将挑得的沸油热气迅速抹搽患处。患者可感到温热和舒适。一般每周治疗 1 次。

【主治疾病】

用于风湿痹痛,关节炎,腰肌劳损等。

【注意事项】

(1)本法有一定的危险性,一般人不可盲目用之,应在熟练操作者的指导下反复练习无误后方可运用。

(2)术者要胆大心细,一手一手地稳定操作,切忌慌乱,以免自伤和伤及患者。

(3)小儿皮肤娇嫩慎用。

(4)皮肤溃烂者慎用。

(5)传染病者慎用。

(6)控制好温度,以免烫伤患者或自伤。

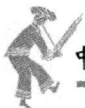

神灯照法

【方法简述】

本法是苗医用以治疗疔、疮、癀、花等皮肤科、外科疾病的外治方法。使用特制的细药条点燃后,熏烤患病局部,通过烟气上熏,借助热光而起作用。本法与中医的艾灸法相似,所不同者是所用的材料和主治的疾病不同,但目的性和针对性更强。

【治病原理】

本法是采用特制的细药条点燃后熏烤局部,起到药熏、热烤的双重作用使药力直接作用于病灶及其周围,促进气血流畅,疏通皮肤腠理。对于肿疡发背初起,痈疽过用寒凉克伐药物而形成僵肿,以及麻疹水痘不易透发、疥疮等病症,确有疗效。

【操作方法】

(1)药物:雄黄、朱砂、血竭、没药各3克,麝香0.5克,共为细末。临用时以棉纸裹药末,捻为3.3厘米(1寸)长短的细药条,每根药条捻入药物1~2克,以麻油浸透备用。

(2)操作:取药条点燃,距患处1.65厘米(半寸)处由外向内圈式缓缓运行以熏照,使疮毒随药气被驱散而

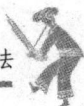

不至内攻和扩散。初用 3 条,逐渐增至 5 ~ 7 条,疮势缓和后再逐渐减量。每日照 1 次,当腐尽新生即可,重者不过六七次。可外贴膏药,内服托里药物以充分发挥效果。

【主治疾病】

主要适用于痈疽发背,麻疹不透,疥疮;对口疮、乳癖、乳岩及各种无名肿毒,不论脓已成或未成,已溃还是未溃者均可,对于头面部难用艾灸及阴疮不能起发等情况更为适合。

【注意事项】

(1)神灯照的药捻须以油浸透,点燃时保持一定的光亮度,照射的距离要适当,以有熏热感为宜,以便药力直达病灶。太近易灼伤局部皮肤。

(2)药条要适当捻紧,过松则药粉易掉。

(3)如果患者有感染、发烧等并发症,最好配合药物治疗。

(4)医生要随时听取患者对治疗部位的反应,及时调整照射的距离,以防灼伤。

(5)治疗时容易产生烟雾,要注意室内空气流通。

【相关介绍】

神灯照法是自古流传至今的治疗方法,中医借鉴此法早在明清时期的医籍中已有记载。明代陈实功《外科正宗》记载:"以棉花条裹药末,浸麻油后点燃,自外而内,

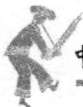

周围照之,疮毒随药气解散,自不内侵脏腑。"清代祁坤《外科大成》中记载:"神灯照法:治发背初起,七日前后,未成者自消,已成者自溃,不起发者自发,不腐者即腐,诚良法也。用朱砂、雄黄、血竭、没药、麝香为末,每用三分,棉纸裹药为捻,长七寸,麻油浸透,灼火,离疮半寸许,自外而内,周围徐徐照之。火头向上,药气入内,疮毒随火解散,自不内侵脏腑。初用三根,渐加至四五根,候疮势渐消渐减。"清代吴尚先的《理瀹骈文》中记载:"神火照法:以蘸麻油点燃,自外而内周围照之,可以散毒气治痘,并一切肿毒。"可见中医在这方面也有应用和研究。

割脂疗法

【方法简述】

割脂疗法又叫"割瘦疳",是苗族民间世代相传的一种简单易行且方便实用的治疗小儿疳积的有效方法。本法通过在特定的部位割(或挑)破皮肤,除去毒根而治疗疾病。在苗族地区使用甚为广泛,几乎是家喻户晓的方法。

【治病原理】

医生在患者的特定部位割(或挑)破皮肤,起到对穴位的刺激作用和除根排毒作用以治疗疾病的目的。本法

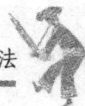

是具有苗族特色的外治法之一。

【操作方法】

以下两种方法选一即可。

(1)术者在患者脊柱两侧或手掌大小鱼际处先将皮肤消毒,然后用消毒后的大号缝衣针挑破皮肤,挑出少许皮下纤维或脂肪,并将其剪除,术后包扎伤口即可。

(2)术者用左手握紧患者中、食指,所取穴位为手掌中指与食指根部中间,消毒后用刀尖切开皮肤至脂肪层,切口长2~3毫米,术者以指顶住患者手背使掌心突起,则可见皮下脂肪冒出切口,将脂肪剪除至无脂肪冒出为止。然后用止血胶布包扎即可。一般左、右手各割1次。

【主治疾病】

主治小儿疳积,消化不良,小儿麻痹症,支气管哮喘,风湿性骨痛,坐骨神经痛等。本法对于治疗小儿疳积有较好的疗效。根据疾病的不同,所选的施术部位也有所不同。如治疗支气管哮喘可选膻中穴、定喘穴等。

【注意事项】

(1)术部有化脓性疮口者不宜施术。

(2)切口不宜过深,以免伤及其他组织。

(3)手术部位在1周内不能沾水或接触污物,以防感染。

【相关介绍】

(1)黄国英等用此法治疗小儿疳积140例,其中痊愈

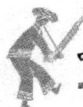

91 例（65.00%），好转 38 例（27.14%），无效 11 例（7.86%），有效率达 92.16%。

（2）改良方法为，取铜钱或光滑的器具，刮小儿的手掌心、脚掌心，并用拇指和食指推捏小儿的脊柱，从腰椎到颈椎，各 10 余次。每日 2 次，7 天可愈。本法是杨文成医生在多年用割脂疗法治疗小儿疳积的基础上创制的新疗法，其疗效不减，但可避免病人所受的创伤，具有一定的优势。

打通杆法

【方法简述】

当胃部有食积而产生饱胀、嗳气、饮食不下等症状时，苗医通常会使用一种简单的方法来解决，即以 1 根藤条从患者口中插入，直达胃部使之通畅。本法看似可笑却能"条"到病除，简单而实用。

【治病原理】

苗医认为此类疾病多因食物阻隔，气不能通，食不能下。因此直接对病患的阻隔部位进行疏通，则肚架得以通畅，交环得以振奋，浊物得以排出，其疾病自愈。

【操作方法】

取生鲜、光滑、韧性良好的软藤 1 根，一端用布缠好

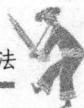

以免伤及内脏,术前标注好插入深度,以最快速度插入胃部后立即取出,一般 1 次即可。

【主治疾病】

用于治疗食积有立竿见影之效。

【注意事项】

(1)事先量好需插入藤条的深度,以到达胃部为准。过长恐伤及胃部,过短则达不到治疗效果。

(2)使用的藤条要光滑,勿使其伤到食管。

(3)小儿脏器尚未发育完全故慎用。

(4)本法在操作上有一定的难度,非训练有素者不可轻用。

❖ 移毒法 ❖

【方法简述】

对于某些要害部位生成的疔、疖、疮、肿,在治疗时多投鼠忌器,不便于施术和用药。苗医有一种方法称为移毒法,即将病灶往比较安全的地方挪动,以便于进一步治疗。通常是医生把配制好的药物敷到患者的特定部位,通过药物的作用将人体皮薄近骨之处或离重要器官较近的未溃破疔疮痈毒,转移到皮肉较厚没有大神经、血管之处或转移到离重要脏器较远的次要部位排出。本法是苗

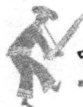

族极具特色的外治疗法之一。

【治病原理】

苗医认为,"毒之所聚即成病所,急切难去,其位可挪",意思是局部的疔疮肿痛是因为毒气聚积不化造成的,虽然急切之间难以根除,但可以使其病位挪动。移毒法便是在这种思想指导下形成的。它可以通过药物的作用将人体皮薄近骨之处或离重要脏器较近的未溃破疔疮痈毒,转移到皮肉较厚没有大神经、血管之处或转移到离重要脏器较远的次要部位排出。比如对口疮离大脑较近,瘩背疮离心肺较近,一旦在这些重要部位发作溃破,不但难以愈合,而且对附近重要组织器官也有影响。

【操作方法】

移毒法又称移疮挪病法,或疾病良性转移法。施治时按照筋脉循行规律,借助药物在特定部位的作用,把人体疔疮恶毒从上转移到下,从重要的脏器转移到肌肉丰厚部位而排出或便于治疗。一般是根据病情选用药物涂抹患处的一旁,使病灶向另一边移动。以下以滕建甲所著《苗家实用药方》的几种方法为例说明。

(1)移山过海法:主要用于疔、疮生于人中、颈部血管等要害部位。方用"移山过海散":雄黄 30 克、小麦面 30 克、新鲜蚯蚓粪 100 克,晒干为末,临用时以陈醋调匀,涂于接近要害处的半边,能使病灶逐渐移至相对安全的部

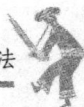

位以便用药和施术。

（2）赶移离节法：主要用于病灶发生在骨节之间，有红、肿、热、痛，如不及时治疗可能会导致化脓、穿孔，形成瘘管，严重影响关节活动。用此法移之，或上或下，先免除残疾之患。方用"移毒散"：白及50克，紫花地丁24克，煅乌骨鸡骨、朱砂、雄黄、轻粉各3克，五倍子6克（焙黄），大黄6克，猪牙皂2.4克。共研为末备用。临用时用醋调匀，涂于患部的一侧，则病灶将向另一侧移动。

（3）移毒出表法：凡大腿内、外侧及双膝贴骨等处出现漫肿无头，皮色不变，微觉酸痛、挛曲等现象时多为湿毒积聚所致，可用药使之表浅化，以免深入伤骨。方用"赶毒散"（又名冲和散）：紫荆皮150克，炒赤芍60克，白芷30克，独活45克。诸药共为末，筛细密存。用时以醋煎葱头5个成浓液调药末搽敷，每日一换，以肿消不痛为度。

（4）移痘出眼法：本法主要用于小儿麻疹、水痘、风疹等在眼内不便治疗者。方用"移痘散"：牛蒡子10克，朱砂少许。共研为末。用时取药粉搽于患者前额上，使痘自移出眼。

另外，还可以用药使毒气有较大的转移，如从人体的重要脏器转移到某个穴位，通过针刺和吸拔使其外泄而愈。

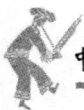

【主治疾病】

主要用于要害部位如眼胞、太阳穴、大血管附近及各关节等处的疔、癀、疮、疱等感染性疾病。还可用于乳腺病、子宫肌瘤、卵巢囊肿、粉瘤、痔疮、腰腿病、癫痫、阑尾炎、早期各脏腑肿瘤、早期白内障等疾病的治疗。

【注意事项】

（1）控制药物剂量，防止中毒。

（2）注意操作手法，防止感染其他重要部位。

（3）孕妇、老人慎用。

【相关介绍】

在《移毒法探秘》一文中记载：在临床中，运用此法把肠痈的败血热毒转移到阑尾穴溃破泄毒，不让在腹中化脓；把食道癌的毒势毒气转移到足三里穴上发作泄出；把肺癌、肝癌的毒势毒气分别转移到曲池穴、阳陵泉穴上发作泄出。

❀ 尿砖熏洗法 ❀

【方法简述】

尿砖熏洗法是以人尿作为液体介质，通过热砖加温，利用尿液的热蒸汽熏洗患处以治疗风湿类疾病的一种特色治疗方法。本法简朴实用，对风湿类疾病有特殊疗效。

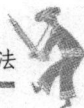

【治病原理】

熏蒸疗法是各民族都常用的治疗方法,而用尿液为介质的熏蒸疗法则是苗医所特有。苗医认为:人体的尿液具有良好的舒缓筋脉、通气散血的效果,并以男童的小便为最佳。本法利用尿液蒸汽的热能和药用功能的双重作用达到祛毒、疏筋、行气、活血的效果。事实上,本法能促进血液循环和新陈代谢,改善局部营养状况和全身功能。

【操作方法】

(1)器具准备:木盆 1 个,青砖(或红砖)数块,尿液适量,短于木盆的木条数根,棉被 1 条备用。

(2)操作过程:取一木盆,将宽 5 厘米左右的木条铺于木盆上面,将 15 千克左右的尿液放入盆里。将 6 块红砖或青砖置于柴火中烧大约 2 小时(看火力而定时间),然后将烧透的砖迅速夹出放到尿盆里,则盆里的尿液蒸发出尿汽,迅速将患部置于木盆上的木条上,并将棉被盖于上面,以防热气快速散发,约熏半小时后,将尿盆里面的砖块取出,让患部尽量放到热尿中沐浴,直至尿液冷却为止。患者用热水清洗患部后,即施以推拿按摩约 20 分钟,进一步舒经活络,加强尿液熏蒸的作用。一般每日治疗 1 次。

【主治疾病】

用于风湿类疾病、局部跌打损伤、存年旧伤等。

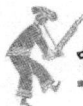

【注意事项】

（1）选择空气流通条件较好的房间，以免气味过重引起不适。

（2）其温度应让患者能够承受，以免过热伤及人体，不足又达不到效果。

（3）本法多用于局部治疗。

（4）不宜用于小儿疾病的治疗。

灰疗法

【方法简述】

灰疗法是苗族常用的一种民间医疗方法，此法在大苗山等地极其盛行，几乎家喻户晓。它是取用柴火刚烧过的热灰做医疗介质，用热的柴灰扑在患者体表或在患者身上刮搽，达到治疗某种疾病的目的。本法是一种简单易行的苗族外治方法，具有来源丰富、廉价易得、收效明显的优点，也是一种盛行于民间的医疗方法。

【治病原理】

灰疗法，苗族谓之"喜改"疗法，是用热的柴灰扑在患者体表或在患者身上刮搽，利用热气的原理，使热灰中火之余热及热灰干燥的特性及灰中多种矿物质作用于机体，一方面干燥的热灰具有的较强的吸附能力能吸出毒

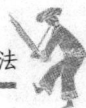

素,另一方面通过热熨的物理刺激和灰中的各种元素作用于体表以促使毛细血管扩张,加强血液循环,加快新陈代谢而达到驱散冷毒、疏通筋脉、除湿止痛等治疗目的的一种简单易行的方法。其运用广泛、操作方便、经济实用、疗效快捷。

【操作方法】

本法可分为搽灰团法、搽灰碗法和扑灰碗法 3 种。

(1)搽灰团法:准备酸醋若干,方巾 1 块。在火膛中扒去木炭、杂物等并用细筛筛过。将醋倒入高温的火灰中拌匀,用方巾包住使呈圆球状,趁热在病人头部、身上自上而下通刮(用力轻 - 中 - 重)。刮到药灰冷后重复上法刮 2 次,每次刮后把药灰放入火膛中烧,有爆响声即认为毒素已附药灰之中。

(2)搽灰碗法:用瓷碗盛热灰(灰略高出碗口),取湿毛巾 1 块迅速包住灰碗并翻转过来,右手攥紧碗底的毛巾在患者头、胸、腹、背、四肢等部位从上至下刮搽。施术者可用灰碗先在自己的脸上试熨,若太烫给患者熨时可抬高些、熨快些,若不烫则可加压慢熨。一般以偏热为好,灰凉后换热灰继续施术。

一般 1～2 碗(包)灰便可止痛,每日做 1～2 次,必要时可多次。

(3)扑灰碗法:材料和制法与搽灰碗法基本相同,前

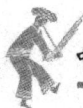

者是全身熨且多用于成人,而后者多用于小儿且只将灰碗扑放在小儿的肚脐处。每次 15 分钟到半小时。

【主治疾病】

前两法用于治疗各种风湿、痧症、身体酸胀疼痛、头痛、高烧等,效果显著;后法主要用于治疗小儿阴寒腹痛、消化不良、腹痛腹泻等病。

【注意事项】

(1)因柴灰的温度很高,施术之时要根据对温度的耐受力灵活掌握。特别是扑灰碗用于小儿时温度要掌握好,切勿烫伤其稚嫩皮肤。

(2)搓刮时要自上而下,中速通刮,不能停顿,以免烫伤皮肤。

(3)施术部位有炎症和溃烂者忌用。

(4)风湿疼痛在局部取穴即可。

(5)风湿性关节炎疼痛在患部取穴即可。

◈ 履蛋法 ◈

【方法简述】

履蛋法又称为滚蛋法,是通过用鸡蛋在患者身上来回地滚动达到祛毒治病(也可用于诊病)目的的一种方法。这些方法在苗族民间的使用非常普遍,甚至许多普

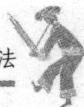

通苗族妇女都会使用。本方法的特点是简便,易于掌握和使用,而且安全有效。

【治病原理】

苗医理论认为:人体是一个有机的整体,毒素内侵时可从各个方面反映出来,自然也会从皮肤上反映出来。只要能够把体内的毒素吸出,则疾病就会被除去。而鸡蛋是生命的前体,是最具有灵性的物质,通过它与人体皮肤的接触可以将人体中的毒素吸收,并能将有关毒素的性质从蛋的颜色和质地的改变中反映出来(故可用于疾病的诊断)。

【操作方法】

现在的蛋诊法一般是用生鸡蛋在患者身上反复滚动,其部位主要有面额、颈椎至腰椎、胸部、腹部及其他患部,来回反复滚动,滚动完成后贴于肚脐上片刻,然后将其煮熟后剥开,为了准确还可连续滚蛋验证,通过观察鸡蛋上特定的信号反应区(有蛋壳、蛋膜、蛋白、蛋黄)的质地和颜色等方面的变异信号以诊断疾病的性质、部位、轻重程度。其操作方法多样,根据治疗需要有履生蛋、履熟蛋、履银蛋和履药蛋之别。

(1)履生蛋:取生鸡蛋1至数枚,洗净晾干。然后用鸡蛋在患者额部、胸部、背部、腹部、手足心等部位顺时针来回滚动,直到鸡蛋发热为止。轻者1枚鸡蛋即可,重者

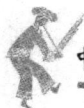

可滚 2 ～ 3 枚。

(2)履熟蛋:取鸡蛋 2 枚,于锅内煮熟。取煮好的热鸡蛋 1 枚,趁热在患者的额部、胸部、背部、腹部、手足心等部位顺时针来回滚动(疾病不同,则滚蛋部位有所侧重),蛋冷更换直到取微汗为止。

(3)履银蛋:取鸡蛋数枚,于锅内煮熟。蛋煮熟后取出,剥去蛋壳,除去蛋黄,置一银器于其中(如银戒指、银耳坠、银币均可),趁热用手巾一块包住,在患者的身子上滚动,部位和方法与滚熟蛋相同。

(4)履药蛋:取鸡蛋数枚,同时放一些相应的药草于锅内同煮。药草的选择要根据病情而定,如是风寒感冒加生姜、葱节、艾草等;风湿病加血藤、黑骨藤、桑枝等;跌打损伤加金腰带、泽兰、三百棒等;消化不良加隔山消、内金、生山楂等,同时可放入一些具有重镇效能的金、银戒指、手镯等与鸡蛋同煮。煮至鸡蛋为褐色为好。取煮好的热鸡蛋 1 个,趁热在患者的额部、胸部、背部、腹部、手足心等部位顺时针来回滚动(疾病不同,则滚蛋部位有所侧重),蛋冷更换。

【主治疾病】

本法多用于小儿,也可用于成人。这种疗法对一般伤风感冒、咳嗽、头痛、肌肉酸痛,甚至痢疾、寒腿、风寒湿痹,都具有很好的疗效,不但痊愈快,而且患者感到十分

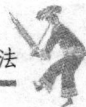

舒服。一般说来,滚生蛋用于治疗热毒侵体所致的感冒发烧,有退烧作用。而滚热蛋和银蛋可治疗发烧,风寒头痛,腹痛腹泻,风湿疼痛,小儿惊骇、抽搐等。滚银蛋有利于对病情的监控。有的还用于治疗红肿疔癀,甚至乳腺癌等病。只是根据疾病的不同其部位和次数要有相应的变化。一般情况每天治疗 1 次,2 ～ 3 次为 1 个疗程。药蛋则可根据病情使用药物。

【注意事项】

(1)鸡蛋的温度要适当,以病人特别是小儿能够接受的温度为宜,以免烫伤。

(2)注意环境温度,因滚蛋时要脱去衣物,要当心受凉。

(3)一般施术在半小时到 1 小时之间,患儿多会进入睡眠状态,是正常情况。

(4)1 枚鸡蛋可做 1 次治疗,若 2 枚鸡蛋可同时轮换使用,以保持热度,鸡蛋用冷之后可加热反复使用,但第二次治疗时不可用上次治疗用过的旧鸡蛋,宜更换新鸡蛋。

【相关介绍】

(1)由滚蛋后蛋黄所变的形状与颜色,可以判断病情。如发高烧或受寒凉者,蛋黄外表隆起许多小点,称为"麻钉",由麻钉之多少,可以推断病势之轻重程度。从蛋

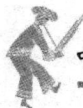

黄颜色方面辨别,蛋黄现青色者,推知为受寒,蛋黄现金黄色者,则属受热。滚蛋时,如患者几乎不能感觉蛋之热烫,即部位失去热的感觉,民间认为是受病极深,宜每日继续滚蛋,或多在麻木处与受寒处滚烫,直至患者对热的感觉灵敏,蛋上麻钉减少或已无时为止。

(2)履熟蛋一般用蛋白,但有的地区却去蛋白而用蛋黄(如从江的一些苗医),其效果也相近。

❖ 补口法 ❖

【方法简述】

对于一些经久难收的裂口,苗医会采用一种简单的方法来帮助愈合,称为补口法,苗语称为巴乍疗法。即利用椿树脂作为粘合剂粘合裂口或难收的创口,至今也还在苗乡中使用,是一种简单实用的外治方法。

【治病原理】

本法亦称填补疗法,是苗医用于粘合裂口的一种古老的方法。有的裂口或创口由于患部的活动性大,或血液循环差,或干燥,导致伤口长期难以愈合。本法利用椿树脂作为粘合剂粘合裂口或难收的创口,可使新生的肉芽组织相连接而逐渐愈合。

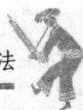

【操作方法】

方法是取椿树分泌的树脂 1 块(棕红色半透明者),选光洁、平展的一面用冷水蘸湿,右手握刀轻刮树脂,干了蘸水再刮,直至刮得的树脂足够填补裂口为止。裂口先用热水冲洗干净,擦干。用刮得的椿树脂填补入裂口中,并用一粗棉线将树脂压入裂口内即可。同时注意适当固定一定时间,勿使伤口裂开,至愈合为度。

【主治疾病】

适用于各种裂口及难以愈合的小创口。

【注意事项】

(1)每次填充裂口时务必压药至裂口底部,不要留有空隙。

(2)填充前先将裂口冲洗干净,勿留有异物。

(3)一般 1 次即愈,无须换药。

(4)填充后勿接触水,以免药物脱落和感染。

含酒拔毒法

【方法简述】

小儿七天风(新生儿破伤风)在农村是一种谈虎色变的重症,即使是对于现代医学来说也是一种危险性极高的疾病。在西部苗族中有一种治疗小儿七天风的简单方

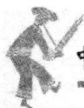

法,即含酒拔毒法。此法简单易行且疗效快捷,在民间颇受欢迎。如贞丰苗医侯顺英等以此技享誉一方,救人无数。

【治病原理】

小儿七天风又称为胎风,苗医认为小儿七天风是由于风毒从小儿脐部进入体内所致。因此,在治疗时可在新生儿的脐部用口吸拔,使风毒沿侵入路径退出体外。而酒有灭百毒之功,医者利用口含白酒来吸拔,共奏拔毒、杀毒之效,则风除而病愈,同时还能避免风毒反侵医者。

【操作方法】

将患儿平躺,解开包裹物,使肚脐暴露于外。医者清漱口腔后含适量白酒于口中,对准患儿脐部吸拔,以医者感到口麻为度。吐出口中酒液,换酒再行吸拔,反复数次。隔日1次。一般轻者2次即愈,重者3次可愈。

【主治疾病】

主治新生儿破伤风。

【注意事项】

(1)注意环境温度以防感冒。

(2)吸拔的力度应适当,以免伤及患儿。

(3)所用白酒的酒精度应在40度以上。

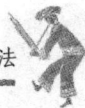

打烟刀法

【方法简述】

苗族民间有一种消肿散结的外治方法,称为打烟刀疗法。本法主要用于治疗外伤性感染所致的淋巴结肿大(淋巴结炎,俗称为羊子)、无名肿毒、疱疮等,是苗族长期沿用的有效方法。

【治病原理】

本法是通过加热过程,使药物的挥发性成分(或具有升华性质的成分)形成蒸汽在刀上凝结而用以涂擦患部以发挥疗效的方法。从现代药学的观点来看,此法能尽快地使有效成分得到纯化而加强作用。方法看似原始但符合科学道理。

【操作方法】

取黄荆条或白荆条新鲜的干或枝,去皮,将其燃烧。以柴刀或斧子置于其上,使燃烧的药物烟雾熏之,让水汽在刀斧上凝聚,以手蘸药物的水汽反复涂搽患部。每日数次,直到肿胀逐渐消除而疾病痊愈为止。

【主治疾病】

治疗外伤性感染所致的淋巴结肿大、无名肿毒、疱疮等。

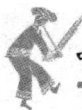

【注意事项】

(1)用前将使用器具清洗干净。

(2)刀斧的温度要与其形成反差,水汽才能凝集。

(3)对于已破溃者要慎用。

埋药法

【方法简述】

埋药法是贵州松桃苗医世代相传的一种植入药物以治疗"癫狂病"等疾病的一种方法。本法与中医的埋线疗法和现代医学的介入疗法在原理上有异曲同工之妙,但在材料、方法和用途上独具特色。本法是将药物以适当的方式植入人体的皮下组织中,使其长时间发挥疗效的方法,应当说,是苗医治疗学中的一种长效疗法。

【治病原理】

对于有些疾病的治疗需要长期用药,但一般的方法给药有较大的困难,故苗医采用把药物用适当的载体植入体内,药物从载体中缓慢释放出来,能够长时间发挥疗效,而给药的载体物质又能够在人体内逐渐分解吸收。同时,药物载体在体内对埋药的穴位进行不断的刺激,起到双重作用以达到治疗目的。

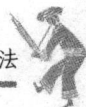

【操作方法】

1. 药物和器具

（1）器具准备：选取刺竹（或苦竹）1 棵，根据其内径和外径的大小组成相互可套用的数节为 1 套，相当于现在制作的收缩式鱼竿的植入器，打磨光滑，备用。

（2）药物和载体材料：割取枫香油（树脂）和土蜡树油（树脂）各等量，将两者捏和为一体，取麝香等药制成酒剂，把药物载体浸入其中 7 天，取出切成条状备用。

（3）麻药的制备：取生三步跳、生南星、生红芋头各等量，用高度白酒泡 7 天备用。

2. 操作

（1）麻醉：先在埋药的部位用湿毛巾覆盖，用较大的棉球蘸取麻药酒浸在毛巾上，点燃药酒至局部发热难耐为止。除去毛巾以手蘸麻药酒拍击该部位至局部出现麻木感为度。

（2）开路：将植入器用酒精消毒后甩干，放入麻醉药酒中浸泡 1 小时，取最细的一根竹管在距埋藏药点 5～10 厘米处平刺，并沿皮下向埋药点探入，抵达穴位后用大一号的竹管套在前管沿路而进，以扩大开路的孔径，同时将前管退出。按此方法换管扩径，直到达到所需孔径为止。

（3）埋药：取切好的药条 1 根，放入插在皮下的竹管中，以小号的竹管顶入埋药点后再将植入器（竹管）的套

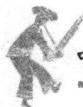

管沿径取出。医者以口含酒吸尽残血即可（现在一般可在创口处贴 1 张创可贴以防感染）。

每次植入 3 个选定的穴位,45 天后另取 3 个穴位植药。治疗时间约需半年。

【主治疾病】

主要用于癫痫、精神病的治疗,亦可用于风湿病等慢性疾病。

【注意事项】

(1)树脂要处理干净,不要有异物以免造成感染。

(2)植入器一定要打磨光滑以免造成损伤和留下纤维等异物。

(3)植入器要用刺竹或苦竹,因其两端的孔径大小比较接近,而其他竹子的两端孔径悬殊较大。

(4)植入器应平行刺入皮肤,并使之沿皮下行进,不可深刺。

(5)注意消毒处理,以免造成感染。

(6)埋药处应距创口 5 厘米以上。

【相关介绍】

(1)本法源自松桃的苗家祖传之法,在当地数代人用于治疗"癫狂病",据介绍治愈的病例颇多,求医者众。

(2)本法的方法比较先进,但器具比较原始,反映了苗医就地取材的原创性,现在在器具方面可作较大的改

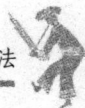

进。在消毒方法上也有改良的必要。

（3）所使用的载体材料主体为天然树脂，是一类高分子物质，本身可能就具有药用功能或含有一定的活性物质，而且其在体内可以被逐渐降解、吸收。

❖ 拍击法 ❖

【方法简述】

本法是医生用一定的手法在患者身上的一定部位进行拍击以治疗疾病的方法。

【治病原理】

拍击法是通过医生在患者身上的一定部位拍击，以激发生灵能对身体的调节、通气通脉以达到治疗疾病的作用。

【操作方法】

病人端坐或平躺，施术者将手洗净，蘸上适量白酒后用手掌在选定部位上进行拍打，一般采用较重手法，以病人能忍受为止。有时还可配合捆扎法，把拍击的部位上下捆住后再进行拍击。

【主治疾病】

本法多用于成人的急症，如拍击病人的小腹及大腿内侧以治疗"扯肠风"和"缩阴症"；用线捆扎上臂两端后

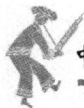

拍打手肚以治疗上吐下泻等。手法较轻的拍击主要是用于松弛肌肉、舒缓筋脉和消除疲劳,仅起保健作用。

【注意事项】

(1)拍击的轻重要适当,一般是由轻到重,直至病人难以忍受为止。

(2)对于年老体弱者、小儿和有其他严重病情的人不宜用此法。

【相关介绍】

拍击法也可用于保健。苗家常用的"拍打健身法",是苗族先民在长期的生产、生活中总结出来的一种健身方法。其具体方法是,每天起床以后,在空气新鲜的地方,双脚分开与肩同宽,然后用双手在全身拍打,顺序是从上到下,从前到后,由轻到重,由慢到快,全身拍打一遍,直到浑身发热为止。经过这样的拍打以后,锻炼者会感到精力充沛,脑力旺盛,日久身体强健,抗病能力增强。

蒸冻疮疗法

【方法简介】

冻疮虽不致命,且轻微的冻疮也易于治疗和自愈,但是对于严重的冻疮的治疗无论是西医还是中医都没有什么好的办法。而苗医在治疗重度冻疮上有一种简单易行

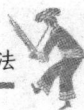

的方法,治疗各种冻疮有很好的效果,特别是对于重度的冻疮有明显优势,这就是自热式蒸冻疮疗法。

【治疗原理】

苗医认为冻疮是因为严冬时节,冷毒侵体后容易在四肢及气血供给不足的区域使气血凝结、瘀阻不通而形成。故在治疗上可以热气化解冷毒,用强力的热蒸气推动气血的运行致瘀积得以消散,冻疮得以解除。

【操作方法】

取生石灰适量,盆1个,盆中置小櫈子1个,在盆中加水适量,逐步将生石灰加入水中使其产生蒸腾的热蒸汽。如果是足上的冻疮,则让患者除去鞋袜,端坐后足踏于盆内小櫈之上,盆口用湿毛巾覆盖,以免蒸汽外泄,使蒸汽熏蒸足部,其温度以人能承受为度。温度过高时可适当揭开毛巾降低温度后再蒸,持续半小时以上。隔日1次。如冻疮在手部,则以手平放在小櫈之上,其作相同。

【主治疾病】

主治冻疮、风湿病等。

【注意事项】

(1)以加石灰的量来调节温度,患者能忍受为度,温度过高易致烫伤,过低则达不到应有的效果。

(2)小櫈应高出水面适当的高度,防止石灰水溅伤皮肤,但不能高出盆口,不便毛巾的覆盖。

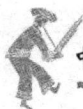

药物烫擦法

【方法简介】

本法就是利用各种不同的药物,在保温情况下,对皮肤进行烫擦。民间常用以祛寒、除湿,治伤风感冒、皮肤麻痹、肌肉酸痛、关节痛,可消肿毒,又可舒筋活血,治跌打损伤。此外,也有使用此法治疗痧症中暑、肚疼、腹泻、呕吐、消化不良等内科疾患。烫擦法根据不同的病情,有干烫与湿烫之分。药物干烫法:是用干药而不沾水湿,使药物在干热保温状况下,作烫熨的治疗方法。湿烫法则是用鲜药或液体浸透。以下通过一些例子对这两种方法加以介绍。

【治疗原理】

这种烫擦,一面起热敷作用,一面起刺激作用。同时药物通过皮肤时,部分被吸收,从而达到治病的目的。

【操作方法】

1. 药物干烫法

(1)小儿疳积,积食饱胀:将糯米 500 克炒热,分成 2 包,趁热轮流从胸部推擦至小腹部。每日 1 次,每次 10 分钟左右,连续 3～5 天即可收效。

(2)疝气:蛇床子 63 克,炒后研为末,用丝巾包药烘

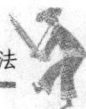

热,时时擦熨患者小腹部、脐眼及腹股沟(大腿窝)以至下阴处。每日 1～2 次,每次 10 分钟左右。

(3)疝气痛:生冬青(木樨科植物女贞子)叶 1 张,在火上烤热,将叶从痛处推揉至阴囊,多次自消。或用毛茛叶一小团,照上法擦,亦有效果。

(4)病后落发不生:鲜生姜粘汁,推擦落发处;后用姜汁抹落发处。每日 3～5 次。

(5)中暑、吐泻:用手握紧炒热盐粉 1 把,擦患者两臂、两肋、两足心、前心、背心等处,一直擦出紫红斑点为止。可作急救用。

2. **药物湿烫法**

药物湿烫法是使用时经常保持一定水分的治疗方法。湿烫法需先将药物炒热研末,酒或水调,布包好,在常温或加热之下,进行烫擦。以下是湿烫法应用的一些例子。

(1)伤风感冒、肚寒腹痛:取葱白、生姜各 63 克,捣料,加水湿润,炒热,分两份,各用白纱布包裹,轮番烫擦全身,药包冷后又加热推擦,使患处或全身发汗、发热为止。

(2)胃气痛、积食饱胀:取生萝卜叶或萝卜头 31 克,葱头 31 克,酒少许,共捣烂炒热,布包好,烫擦腹部痛处。

(3)急性肠炎:艾叶 31 克,在锅中炒热,喷酒 3 毫升,

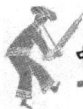

布包,热熨脐部四周,冷则烤热再熨,连续半小时。可止痛、止泻。

(4)上吐下泻:铜钱草(唇形科植物连钱草)31克,捣绒兑酒少许,布包,推擦患者胸腹部,上擦胸腔成川字形,下擦腹腔成川字形,以擦红皮肤为度。可止吐泻。

(5)小儿消化不良、腹胀:蜂蜜、分葱、生姜各16克,共捣料,布包。推擦患儿上腹部,由上向顺时钟方向旋转,慢推半小时。隔2日1次,2~3次即愈。

(6)跌打损伤、瘀血肿痛:草乌粉6克,石菖蒲粉3克,生姜、葱白各16克,共捣烂拌匀,布包好,以酒烫热,推擦患处。

(7)风湿疼痛:生白芥子粉16~31克,调热醋,布包,热熨患处。每日2次,多次自愈。

(8)四肢麻木:生白芥子粉16~31克,调热醋,布包。如双手麻木,用药从大椎穴推至背心;如下肢麻木,热熨腰部,从腰椎起向尾骶推擦;如头热足冷,热熨两足心。每次推熨,以发红为度。

(9)支气管炎:指甲花(凤仙花)全草适量煎水,将渣推擦患者背心一片。

【主治疾病】

可治疗的疾病众多、局部疾病和全身性疾病皆可用。

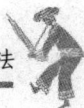

【注意事项】

（1）掌握好药物的温度不可太高，也不宜太低。

（2）根据病情选取药物和穴位。

（3）除特殊需要外，一般不使用对皮肤有强烈刺激作用的药物。

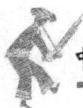

第三章　苗医常用外治秘技

本章所介绍的方法是在苗族民间常用的一些外治方法,其他的一些少数民族甚至汉族的民间也有使用,已经很难追溯是哪一个民族所创之法。由于苗族的分布总体上呈"大杂居,小聚居"的状态,其治疗方法与其他民族产生相互借鉴、相互渗透、相互影响是很正常的事情。因此,许多治疗方法也都在形式上成为共有的技术和方法。但是,由于思想观念不同、医学理论的各异以及各自的体验和积累不同,即使看上去是相同的方法,也早就融入了各民族自己的特色和文化内涵。例如拔罐疗法是各民族普遍都在使用的治疗方法,而苗医以其治毒九法的理论指导而进一步演化出相当丰富的内容,有冷罐、热罐、风罐、血罐、药罐、游走罐等,可适应不同病情。而又把拔罐与其他疗法结合使用,派生出不少的组合疗法,如弩药针复合疗法、切拔出脓组合疗法等,都是对这一疗法的升华和创新。又如推拿疗法在各民族间也有广泛应用,而苗

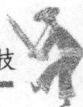

医所创的"刘氏推拿法"和"小儿一掌精"推拿法又独树一帜。这些方法的挖掘和揭秘对于弘扬苗族医药文化，充实和完善我国传统医药宝库都具有十分重要的意义。

拔罐疗法

【方法简述】

拔罐疗法是选用适宜的罐形器具,施于患者局部以达到拔出毒素、祛除疾病目的的方法。本法在中国的许多民族中(包括汉族)都有使用,是中国传统医药学中比较有代表性的一种方法,本法最早是哪个民族首创已难考证。拔罐疗法是在苗族民间使用率很高的一种外治方法,而且方法多样,各种罐的基本功能大体相似但又各有特色。

【治病原理】

以适宜的罐形器具施于局部造成局部负压以达到拔出毒素、激发人体生灵能、疏通筋脉、止痛、排脓、消肿等多种作用,并能促进药物吸收的治疗方法。

【操作方法】

苗医拔罐的方法和器具多种多样,作用上稍有差异但其基本原理相同。从总体上来说可分为火罐、热罐、冷罐、血罐、药罐、游走罐等方法。

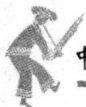

【主治疾病】

主要用于腰腿痛、腹痛腹胀、头痛身痛、缩阴、阴箭、毒疮、风湿痹痛、筋骨扭伤、劳伤及拔脓毒等。

【注意事项】

（1）拔罐部位应选择肌肉丰厚，毛发较少之处。

（2）拔热罐前应将罐中水珠甩尽，以免烫伤皮肤。

（3）取罐时只需按住罐边使空气进入其罐自落，切勿硬拉罐身，以免造成皮肤损伤。

（4）拔罐后当天不要用水洗患部，以防感染。若拔罐处起小水疱可用红花油涂搽，几天后自愈。

（5）对孕妇、婴幼儿及严重心脏病、体质过弱、广泛的皮肤溃疡、大血管周围病患者应当忌用或慎用。

【相关介绍】

◇冷罐法◇

【操作方法】

过去多用牛角为罐，所以又称为呷角法、风罐法或气罐法。方法为：用黄牛角若干个，将底部磨平，顶部钻一孔。用时将牛角底部压在穴位或选定部位上，同时用嘴吸拔，造成负压，然后用舌尖抵住小孔并用黄蜡进一步将顶口封固，留罐 15 ~ 20 分钟。现代改良方法有多种，例如用注射器切去顶部来代替牛角直接抽真空而不用嘴吸，使用起来十分方便。

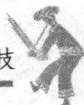

【适应病症】

风湿病、腰腿痛、腹痛腹胀、缩阴、阴箭、毒疮等。

◇*热罐法*◇

【操作方法】

热罐法又称"蒿罐"疗法,俗称"水罐"疗法,它是用水煮竹筒来进行拔罐的一种方法,故名"蒿罐"。水罐可以反复的使用,只需把取下的罐放到煮罐锅中煮热,再取出就可继续使用。热罐法多选用竹罐作用具,用时取竹罐数个于锅内先用水煮并将其浸泡在热水中保持较高的温度。先在选好的穴位上做记号,然后在锅内取出罐筒,顺手甩尽筒内之水并迅速罩压在穴位上,即可吸住。一般留罐15~20分钟,罐子取下复煮又可用。使用时动作要快,若动作过慢,筒内温度下降则无法吸附。

【适应病症】

风湿痹痛、筋骨扭伤、劳伤、脓毒等。

【注意事项】

(1)罐筒内的热水务必甩干净,以免烫伤皮肤。

(2)拔罐动作要轻、快、准,若动作太慢则罐内热气散失,不能吸附。

◇*游走罐法*◇

即将拔好的罐推动游走,边走边拔,至皮肤发红。施术之前先在受术部位涂上相应的药汁,既取其药物作用

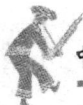

又取其润滑效果。热罐、冷罐、气罐、火罐均可。主要用于腰、背、大腿等宽阔部位。

【适应病症】

风湿痹痛、筋骨扭伤、劳损等。

【穴位选择】

痛处选穴,以腰、背、大腿之宽阔部位为主。

【操作方法】

操作之前先在施术的部位涂上药液(药液选与病症相适应的药,或新鲜的药捣汁取用,或润滑油之类),这样既便于拔罐时游走,又可以提高拔罐的功效,增强临床疗效。

【注意事项】

(1)游走部位有炎症、溃疡者忌用。

(2)游走部位和游走路线上均要涂上药液,便于罐的移动。

(3)操作时动作要缓慢,缓缓滑行,切忌过急过快。

(4)游走过程中要施予一定的压力以免泄气。

◇熏罐法◇

把药物烧燃后置于罐中的热罐拔法。该法把熏药法和拔罐法结合起来,使之起到双重作用,有其特点和可取之处。

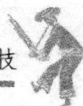

◇ **药罐法** ◇

【操作方法】

患者取卧位或坐位,但穴位必须朝下,选用气罐,先将顶部塞住,将药液倒入罐中,当药罐顶紧穴位后,患者翻转使穴位朝上,此时药罐之内的药液在罐的下位与穴位相接触,然后用大号注射器装上针头,穿通罐的橡皮塞,抽取罐内的空气,使患者有药罐吸附感,从罐顶抽气造成负压使药罐牢固地吸附在皮肤上,若一次抽不完罐内之空气,可拔出针头,作重复抽吸,直至罐吸附住皮肤,留罐半小时以上。

【药物选择】

药罐是把罐、药同用以提高疗效的方法。可根据病情、病种选用适合的药物,如风湿性关节炎多选用透骨香、黑骨藤、络石藤、五爪风、三角枫等,取药物 1～2 味煎为浓液备用。

【适应病症】

风湿病、腰腿痛、腹痛腹胀等。

【注意事项】

(1)施术时患者肢体在上位,穴位朝下,拔罐时药罐的底部向下,便于药罐操作时不弄洒药液。

(2)用药罐按住穴位后,要翻转患者肢体,使穴位朝上,就是罐口朝下,罐内药液在下空气在上,便于把罐内

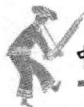

空气抽吸出来。

(3)每日操作 1 次,每次半小时到 1 小时,5 ~ 7 天为 1 个疗程,每个疗程中间可间隔 2 天。

◇血罐法◇

本法是针具和火罐联合应用拔毒祛邪以治疗疾病的一种外治方法。

【操作方法】

先用针(弩药针、银针、七星针、刺猪针均可)浅刺拔罐部位,或用针刀挑破脓肿部位,然后用气罐拔出脓血,将脓血拔出取罐后搽适量药酒起到消毒和用药的双重作用。

【适应病症】

本法主要用于拔脓排毒、风湿痹痛等,其取效较快。

【注意事项】

(1)针刺时不宜太深,应避开血管。

(2)若有出血不止,要给予止血。

(3)针具和拔罐部位均要消毒,避免感染。

(4)治疗时最好用玻璃罐,质地透明,便于观察皮肤在治疗过程中产生的变化以及脓血排出的情况。

◇火罐法◇

就是苗医说的"夫罐"疗法,即用火苗在竹筒内烧燎后吸附于人体以达到治疗疾病的目的,具有简单、方便、

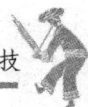

实用的优点。火罐疗法又可分为投火罐、闪火罐疗法两种。

【操作方法】

1. 投火罐疗法

（1）用具：选用竹筒或铜罐、瓷罐、玻璃罐均可，口径3～5厘米，筒口要平、光滑。患者取坐位，术者右手持罐、左手拿纸点燃，投入罐内，趁纸在燃烧时迅速将罐筒罩扣在选定的穴位上，并稍加压，待罐筒吸附稳定后再放手。留罐15～30分钟即可。选用阿是穴，即以痛处为穴。

2. 闪火罐法

闪火罐疗法也是火罐疗法的一种，就是火苗不投入罐内，只是在罐筒内闪一下，迅速退出，并及时扣在选定的穴位上即可。

【适应病症】

风寒感冒、头痛、头昏、局部中毒。

【注意事项】

（1）动作要快，勿灼伤其他部位。

（2）若火罐局部有灼伤起水疱者，可用针挑破，即可自行痊愈；无水疱者可涂龙胆紫。

（3）取罐时，要一手拿罐，以一手拇指沿火罐边缘下压肌肤形成空隙，让空气进入罐内，再把罐取下，以免扯伤皮肤。

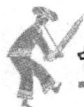

（4）火罐疗法，应每日 1 次或隔日 1 次，第二次拔时多另取穴，第一次火罐治疗时局部有水疱者，第二次操作时就忌用原穴。

（5）火罐大小的选用，视所拔部位的大小，如腰、背、大腿等宽阔的地方就用稍大的火罐，如头部、手臂等窄小的地方就用稍小的火罐。

刮治法

【方法简述】

刮治法就是用一定的工具，蘸油或清水等在体表的一定部位进行反复的刮动、摩擦以治疗有关疾病的外治方法。刮治法在我国多个民族中都有使用。苗医刮治法主要用于痧类疾病的治疗，因此也称为"刮痧"。痧类疾病是以头痛、身痛、恶心、呕吐、腹痛、腹泻为主症的一类疾病，根据临床表现或刮治时出现的不同颜色又分为红痧、青痧、羊毛痧、冷痧、铁痧、绞肠痧等。苗医治疗痧症的主要方法有刮痧、放痧和掐痧，刮痧列为首选。根据所用工具的不同，一般分为姜片刮、铜钱刮、牛角刮、骨刮等。

【治病原理】

刮治法是采用适当的药物和器具（姜片刮、铜钱刮、

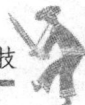

牛角刮、骨刮)在选定的部位上进行刮擦,以达到疏通筋脉、刺激穴位、赶出毒素的治疗方法。本疗法具有通气散血、发汗表毒、舒筋活络、调理肠胃等功能。刮治后可使各架组污浊之气通达于外,促使周身气血通畅,祛毒外出。根据现代医学分析,本疗法首先是作用于神经系统,借助神经末梢的传导以加强人体的抵抗力。其次可作用于循环系统,使血液回流加快,循环增强;淋巴液的循环加快;新陈代谢旺盛。据研究,本疗法还有明显的解热镇痛作用。此法长期为民间所喜用,方便易行,副作用小,疗效明显,具有独特的优势。尤其是在边远的山区,医疗条件相对落后,不能及时服药和有效的治疗时,更能发挥此疗法的作用。

【操作方法】

用铜钱或相应刮具蘸桐油(或菜油)、药液,在脊柱两侧、胸部肌肉丰厚处,头顶、前额、鼻梁、后项、腹股沟、四肢内侧等处进行刮治,一般是从内向外或从上向下刮,力量适度,刮至该处出现暗红色瘀点或瘀斑即可。亦可用生姜块进行刮治。

刮治法因使用的器具不同可分为姜片刮、铜钱刮、牛角刮、筷子刮、麻丝刮和动物骨刮等,因用的润滑剂不同而又可分为清水刮、药汁刮、醋汁刮和油刮等。一般是用器具蘸上润滑剂在选定部位从上往下刮数次。刮的主要

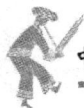

部位和穴位有头顶（百会穴）、太阳穴、印堂穴、鼻梁骨、风府穴、两肩（从发际至肩）、风池穴、膻中穴、前胸、背膀（肩胛）、脊椎、羊子窝（腹股沟两侧）、上肢（曲池穴至手腕）、下肢的脚弯（委中穴）等。并可根据病症的具体情况选用不同的药汁作为润滑剂从而起到双重作用。

（1）姜片刮是用姜片为刮器，有助于散风冷之毒。采用姜汁也为其理。

（2）铜钱刮是以铜钱为刮器，取其重镇之作用。

（3）牛角刮是用牛角斜切后加工光滑，其基部作刮器，其角尖部还可作按摩之用。也可将牛角加工成为各种刮板使用。

（4）骨刮则是采用马的肋骨为刮器，因其刮面宽，双手操作而较为省力。

【主治疾病】

刮治法具有疏通筋脉、发散风寒、祛风定痛等作用，常用于治疗中暑、感冒、伤食呕吐、疳积、小儿痉挛疼痛、头痛、头晕、发烧、各种痧症及风气（风湿）筋痛、肌肉疼痛等。

【注意事项】

（1）刮治时要掌握手法轻重，由上而下顺刮，并时时蘸植物油或水以保持润滑，避免刮伤皮肤。一般以发红为度，过则易致皮肤损伤。

（2）注意清洁卫生和环境温度。

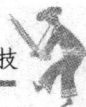

（3）治疗时，要注意室内空气流通，如果天气转凉或天冷时应用本疗法，要注意避免感受风寒，导致病情加重。

（4）凡危重病症，如急性传染病、重症心脏病、高血压、中风等，有条件的应及时送往医院治疗，禁用本疗法。

（5）凡是刮治部位的皮肤有溃烂、损伤、炎症均不能用本疗法。饱食或饥饿时以及对本疗法恐惧者均不宜使用。

（6）刮治工具必须边缘光滑，没有破损。

（7）患者的体位可以根据需要而定，一般有仰卧、俯卧、仰靠等，以患者舒服为宜。

（8）刮完后应擦干油或水渍，并在青紫处抹少量祛风油，让患者休息片刻。

（9）刮治后患者不宜发怒、烦躁或忧思焦虑，应保持平静、情绪稳定。同时，忌食生冷瓜果和油腻食品。

（10）刮治过程中，患者若出现冷汗不止、脉象沉伏等情况，应停止刮治，并及时治疗，防止意外的发生。

熏蒸法

【方法简述】

本法是利用药物燃烧时产生的烟气，或煎煮沸腾后

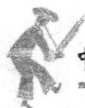

产生的蒸汽来熏蒸肌肤以起到解毒止痒、疏通筋脉、透疹消肿等作用。根据病情的不同选用相应的药物,可以全身熏蒸,也可以局部熏蒸。苗医熏蒸法有悠久的历史和显著的疗效,而现今在民间的使用亦广,适用于 50 多种疾病的治疗。

【治病原理】

用药液蒸汽对患者进行熏蒸,药效成分可随药汽经呼吸道和扩张的毛孔进入体内。本法集药疗与热疗的双重效果以起到排出毒素、疏通筋脉、祛风除湿、消肿止痛等作用。由于适宜的温度和药物配合使皮肤肌肉的毛细血管扩张,加速血液循环,使体内毒素随汗、尿、泪、涕排出体外,促进新陈代谢,使人体的肌肉、筋脉、气血得到净化,肌肤、韧带、肌腱、筋骨、血脉等的阻碍得到解除,身体协调而通畅,使人体恢复正常功能,进而达到治疗和保健的目的。

作为一种治疗方法,中国熏蒸疗法最早见于汉代,长沙马王堆汉墓出土的《五十二病方》已经记载有用韭和酒煮沸,以其热气熏蒸,治疗伤科疾病。《黄帝内经》记录了用椒、姜、桂和酒煮熏治关节肿胀、疼痛、伸屈不利等痹证。其后历代相传习用,其治疗范围不断扩大,至清代吴尚先《理瀹骈文》中记载熏蒸方药 20 余首,涉及多种疾病的治疗。钱秀昌在《伤科补要》中更为详细地记载了熏蒸

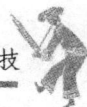

疗法的具体操作方法。熏蒸的方法可以起到疏通气血、活血化瘀、祛风寒湿邪等功效。本疗法为医家所常用,是一种有开发前途的外治疗法。

【操作方法】

苗医传统上的方法是安一口大铁锅,锅中加入药物和水,锅上放一木板或木橙,患者除去衣物坐于其上,四周用被单之类的物品掩住,仅仅头部在外,以防药汽泄漏。然后把烧红的砖块放入锅中使药液温度升高放出蒸汽,汽量不足时再加热砖,至患者汗液出透为度。注意温度不要突然升高,要逐渐加温,根据病情和患者体质的不同熏蒸的时间也不尽相同。局部熏蒸时,仅仅让患者的患病部位置于容器中,离药液要有一定距离,上面可以敷盖一毛巾,以免药液蒸汽外透。

在城市可制一专用的蒸汽箱,煮沸药液并将蒸汽引入蒸汽箱中。患者脱去衣物后在箱中接受熏蒸治疗。现可在熏蒸机中熏蒸。

【主治疾病】

本法可治疗多种常见病和多发病,尤其对急性及慢性风湿性关节炎、类风湿性关节炎、肩周炎、痛经、闭经、韧带撕裂、水肿及上呼吸道疾病的疗效显著。而且,本法对于人体保健,消除疲劳,消除黄褐斑、雀斑、青春痘,减肥等均有突出的疗效;本法还用于皮肤癣疮及小儿麻疹

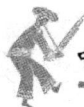

疹出不透等疾病。

【注意事项】

（1）恶性肿瘤、癫痫、急性炎症、肺源性心脏病及高血压患者、孕妇、年老体弱者等禁用此法。

（2）注意掌握好温度和时间，勿使太过伤人。

（3）根据病情选用对症的药物，不可一概而论。

（4）采用全身室内熏蒸时要注意室温，随时观察患者情况，尤其是在炎热的季节，要防止汗出过多，发生晕厥。治疗后应适当休息。

（5）局部熏蒸时，患部与药液之间要保持一定的距离，以温热舒适为度，以防烫伤。

（6）严寒季节使用本法，要注意保暖，尤其是局部熏蒸者，要让患者盖上毛巾或棉毯，防止受冷感冒。

（7）为防止汗出过多带来的不良后果，可以在熏蒸时让患者适当饮水。

（8）使用本疗法时，如果有条件的，熏蒸器具最好是专人专用，特别是皮肤病患者，更应当注意。

【相关介绍】

（1）已故湘西著名苗医龙玉六家传擅用此法，其祖父龙万家用此法能治疗麻风病。其师父杨光福遗留下的《苗医古方抄本》中有"以柑子皮、艾叶煮水一盆，加醋，砖瓦烧红淬之，趁其热蒸汽熏身以治疗烦躁症等"的记

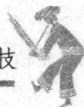

载。而龙玉六运用苗药大蒸汽疗法于1960年前后治疗水肿病,功效卓著,并由湘西有关部门领导带领到湖南各县及邻近各省区推广。

(2)广西民族医药研究所苗医科善于用此法治病。据统计,熏蒸疗法可治疗50多种疾病,而且疗效明显,曾有多家媒体进行采访报道,是一种值得深入研究和推广的方法。

睡药床法

【方法简述】

本法是将新鲜药草铺放到烧热的地面,病人躺于药草之上,用保温良好的棉被盖住,使药力借助热量向病体组织传导和渗透,从而达到治疗风湿、伤痛等疾病的特色疗法之一。

【治病原理】

此法是通过在一定的温度条件下,使人体与药物紧密接触,在热力的作用下使药物渗透皮肤进入人体以达到祛毒治病的目的。

【操作方法】

选定一块地域(约2平方米),在此地上烧一堆柴火,将地面烧热后清除柴火,在地上铺上一层具有祛风活络、

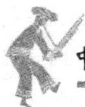

活血化瘀、消肿止痛作用的生鲜药草,病人躺于药草之上,用保温良好的棉被盖住,使药力借助热量向病体组织传导和渗透。

【主治疾病】

睡药床法适用于陈旧性损伤、陈旧性骨折、风湿病、类风湿病、痛风等的治疗。

【注意事项】

(1)如在野外施术应选择避风、安静的环境。

(2)温度要控制在患者可以接受的范围内,温度过低达不到效果,过高则出汗过多易使患者虚脱。

打火针法

【方法简述】

打火针是黔、湘、桂地区苗族医生在外科临床上常用的手术方法。它是把针先烧红后再刺入患部,故名"打火针",苗医称为"宝夫珍",意思是用烧红的针来打针。此法是苗医用来治疗阴性疔、瘰、疱等疾病,并作为刺破脓疱(深部脓肿)的一种排脓引流的方法,富有浓厚乡土气息。至今许多苗医仍沿袭这一治疗方法,保持着这一古老的医疗技术。它具有经济、简便、易行、不用药物、效果显著等优点,而且其有窦道不易闭合、有利于排脓的

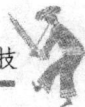

特点。

【治病原理】

苗医认为疔、癀、疱类疾病为毒气或毒脓积聚,特别是冷性疔、癀、疱类局部病变,是由冷毒、湿毒积结所致。因此,应当以热温之法以祛逐冷湿的毒气,火针为纯阳之器最善达此目的。而对于热毒化脓的病灶则应先为其开劈排泄通道,使毒气、毒脓得以排出而其病自愈。火针法便是用以打开排毒通道最直接、最有效的方法。火针一般较粗且长,经烧红之后一方面有消毒作用可预防感染,另一方面可为毒气、脓汁留下排出的通道。火针法可把疔、癀等深部聚集的毒素或毒脓引出,以达到解毒疗病的目的。

【操作方法】

(1)用具:9~15厘米长的针具1枚,9厘米长的小竹筒1根(竹筒内要容得针具从里面通过)。对于较小的病灶可选用小型的火针,如大号缝衣针,针尾插入木柄中即可。

(2)操作:针具用麻线或布条缠绕捆紧再试穿过竹筒,视其露出部分针头是否达到所需要的长度(及达到脓腔的深度),若过长则将针柄再缠绕几道线,使针头短些,若过短则解去几道线使针头长些,以恰好达到脓腔为止。然后,将针具于炭火中烧红(捆线的部分不能烧),以便于

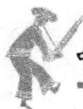

拿取。穿刺前要先在主要穿刺部位做好记号(要选择脓肿皮肉薄的地方,以便于穿到脓腔,利于排脓)。

(3)方法:术者左手拿竹筒顶在要穿刺的记号上,右手持在炭头或酒精灯上烧红的针,穿过竹筒迅速一次性刺破脓壁,直达脓腔(即预先做好的脓腔深度记号),然后立刻退针,若要引流窦道大些,稍停针1~2秒,再退出火针,之后术者双手挤压脓包排脓,或用盐水(即1碗清水里放少许的食盐)冲洗脓腔,术毕。

治疗时,也可视"疔""癀"大小,估量"疔""癀"顶端与根部的距离,用特制"卡子"卡在针尖部适当部位,以避免刺入过深造成伤害或过浅不及,然后将铁针烧红并迅速从"疔""癀"顶端垂直刺入,手法当干净利落,速进速出。

【主治疾病】

主治深部毒素无法排出而引起的肿块、疔、癀(以阴性为主)及局部脓肿等。

【注意事项】

(1)避免刺入过深造成损害或过浅不及。

(2)避免感染,注意术后的消毒。

(3)动作要快,中的即可,以免过度伤害组织。

(4)要尽量避开血管、神经,以免发生意外。

(5)穿刺时要快、准、狠,以免造成病人不必要的痛苦

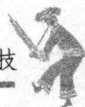

和窦道过大,导致伤口难以愈合的后果。

(6)术前要和患者做好沟通,让患者解除顾虑,克服紧张情绪,配合治疗。

(7)施术时要准,部位以脓肿的最薄处、最低位为佳,便于排尽脓液。

(8)注意勿烫伤其他部位。

【相关介绍】

曾有报道用火针法治疗手掌背面多发性寻常疣。患者双手掌背面泛发寻常疣,病程年余,从指甲后至腕关节布满如玉米、绿豆、粟米状灰褐色疣体100余个,尤其以右手关节处聚集成簇,疣顶呈花蕊状,不见正常皮肤。医者用火针刺母体疣丛,中央一针深至疣体根部,四周刺4针,针尖斜向中心点根部。经3次治疗,1个月后疣体全部脱落,皮肤未留任何瘢痕。同时也用于有头疽、上肢麻木、脊膂冷痛等病均获良效,可见本法的应用尚大有挖掘的潜力。

现代也有用火针治疗扁平疣的用法报道,一般采用30度角平刺进针,快进快出。较之现代医学常用的冷冻疗法等,其特点在于疗效稳固,复发率低,且一般不会留下疤痕。因此,笔者认为可尝试用于各种疣的治疗,也许会有意想不到的结果。

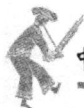

抹搽法

【方法简述】

本法是利用药物制成的水剂、粉剂及药膏等,涂抹在人体一定的部位,以治疗疾病的方法。本法是药物外用中最简单实用的方法,根据所治疾病的不同和使用药物的特点而各不相同,主要用于治疗局部病变,也可用于治疗全身性的疾病。

【治病原理】

用药汁或药液在选定部位涂抹,本法是苗医最为原始的用药方法之一,具有简单、方便、容易操作的特点。药物通过皮肤的汗窟(汗孔)和毛窟(毛孔)进入机体,通过祛除毒素、扶持人体生灵能以治疗局部或全身疾病。

【操作方法】

治疗前准备好治疗所用的药液、药膏、盛药液的器皿等。施术者需修剪指甲、清洁双手。将生鲜药物捣烂取汁或用药液、药酒、药膏或鲜药片等根据病情于患处或选定部位乃至全身涂搽。

【主治疾病】

多用于局部跌打损伤、风湿病、蛇伤和疮疔等各种疾病。如香墨汁或小岩五加汁治腰带疮(带状泡疹),用弩

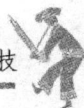

药外搽治疗风湿病,用一口血捣汁外搽治疗外伤瘀血等。也可用于治疗全身性的疾病,如用桃树叶捣烂外搽治疗急性高烧等。本法还可以治疗小儿发热、小儿疳积、小儿麻疹、中暑发热、呃逆、呕吐、感冒等。

【注意事项】

(1)对毒性大的药液不宜涂搽有破损的皮肤。

(2)对风湿类疾病应配合摩擦手法以促进药物的吸收。

(3)抹搽时,手法要正确。动作应轻柔,不宜用力猛搓,否则易损伤皮肤,甚至引起晕厥。

(4)若患者对药物过敏,应立即停止使用。

(5)凡疮疡痈疽、皮肤湿疹、皮肤破损、疮面糜烂之处、骨折及孕妇等,除专属用药以外不宜使用本法。

(6)对皮肤有腐蚀性或刺激性大的药物,不宜使用。

佩戴法

【方法简述】

佩戴法,苗医又称隔虎法,其意为通过佩戴药物以隔离外来毒物。本法是将一种或数种药物佩戴于患者身上或缝置于衣帽之中以达到预防和治疗疾病的目的。在苗族民间有着十分广泛的应用。本法主要用于小儿,也可

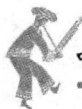

用于成人。

【治病原理】

通过适宜的方法把药物佩戴于人体上,使药物散发出来的气味布于身体四周以抵御体外毒素,并可通过将药气吸入口鼻,使之进入人体,以达到预防和治疗疾病的目的。这种方法又称为"隔药"法、"隔虎"法(隔药意为隔阻邪毒,避虫蛇)。

【操作方法】

把选定的药材加工成适当的细度后装入特制的布袋或香囊中,并佩戴于胸前,数天后更换 1 次。或将药物装入特制的小儿肚兜中或缝装在小儿的帽檐上。如预防感冒通常用艾叶、白芷、姜、藿香等药;防治小儿"半天症"则常用铁线莲缝在小儿帽子前沿;治疗小儿惊骇用仙人架桥、马蹄草、夜关门加上几粒米来佩戴;用山慈姑、蜘蛛香等治疗腹痛;用雄黄治疗钢蛇症;用菖蒲治疗心痛症等。

【主治疾病】

本法可用于预防感冒,治疗小儿惊骇、小儿腹痛、小儿疳积等多种疾病。

【注意事项】

(1)药物不可太细,以防药粉外漏。

(2)注意对症下药,一般多选用含挥发性成分的药材。

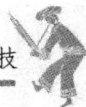

（3）本法主要用于小儿,也可用于成人。

（4）若出现急危重症,要采取相关的措施,或直接送医院治疗。

【相关介绍】

湖南吉首石志权医师运用佩戴疗法治疗小儿疳积多年,临床收效良好。

包敷法

【方法简述】

包敷法也是最常用的一种药物外用治疗方法。一般是将鲜药捣烂,或将干药研成细末,用醋、蜜、麻油(其他植物油亦可)、猪油、鸡蛋清等调和,直接敷于患部,隔一定时间换药 1 次,使药效能维持较长时间。包敷法大多具有解毒、消炎、止痛、止血等作用。诚如《医学入门》所说:"敷围内外夹攻,药气相通为妙。"

【治病原理】

包敷法是最古老但也很常用的传统治疗方法。一般是将新鲜药物捣烂后直接包敷在患处或选定部位,药物的有效成分通过皮肤进入体内达到治疗局部或全身疾病的目的。

本疗法在临床上广为应用,优点是不经过消化道吸

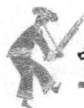

收,无胃肠道反应,无肝脏的首过效应,药物直接接触病灶或通过筋脉气血传导以治疗疾病。外敷药的赋形剂有多种,多对药物有协同作用,用醋调,取其散瘀解毒;以酒调,可以助行药力;以葱、姜、蒜、韭捣汁调,可以辛香散邪;用菊花、丝瓜汁调可以清热解毒;用鸡蛋清、蜂蜜调,可以润泽肌肤、缓和刺激等。

【操作方法】

(1)药物的选用:根据病情的需要选定药物,若是生鲜药物,捣烂后即可包敷于选定部位。若为干药则需将药物粉碎,然后加适量的赋形剂调合,比如鸡蛋清、酒、醋、姜、蒜、韭汁等,调成糊状后包敷。根据病情的不同选用药性和功能不同的药物,还需根据药性和功能的不同选用不同的赋形剂。

(2)包敷的方法:当外疡初起时,宜敷满整个病变部位;当毒已结聚或溃后余肿未消,宜敷于患处四周,不要完全包敷。

【主治疾病】

包敷法治疗的疾病种类较多,外病、内病均可,但以局部疾病为多。治疗的主要疾病有跌打损伤,蛇、虫、兽伤,以及疔、疮、癀、花、风湿病、骨痛、乳腺炎、湿疹、皮炎、面神经麻痹、丹毒、扭挫伤、烫伤、口腔糜烂等。使用方法也多种多样,例如可将药粉调入鸡蛋中,用桐油煎蛋,趁

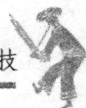

热包敷在肚脐上以治疗腹痛、腹泻等症。

【注意事项】

（1）包敷法治疗有创口的疾病时要注意卫生和消毒，以防感染。

（2）对于毒蛇伤，拔脓时应留出通道。

（3）刺激性大的药物要慎用。

（4）应用过程中若出现皮肤过敏、瘙痒潮红，发出小水疱者，应立即停用。

（5）包敷时要注意药物的干湿度，若药物变干，可随时更换，或加调和剂湿润后再敷上。

【相关介绍】

罨法一般可分为冷罨法和热罨法两种。冷罨法：是用毛巾或干净布浸冷水或药水中，取出拧干，罨贴局部。如鼻出血时，则罨在前额上，毛巾一热立即更换，至血止为止。热罨法：是以毛巾或干净布浸热水或药汤中，略拧去一些药汁（以免溢出），掩覆于疼痛处，以达到止血、消炎、止痛、疏通筋络等目的。

塞药法

【方法简述】

本法是将药物捣烂或研末，用纱布包裹扎紧，或将药

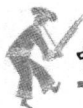

粉制成各种剂型塞于耳、鼻、阴道、肛门等处,以达到消炎、止痛、杀虫、通便等目的的治疗方法。

【治病原理】

塞药法主要用于腔道疾病。方法是把药物直接塞于腔道内,通过局部的吸收或气味的吸入而起到治疗疾病的效果。一般来讲,各个腔道大都有一些特殊的黏膜,较体外的皮肤更易于吸收药物,因而对于这些腔道局部的病变采用塞药法可使药物直达病灶,且因吸收较快而见效亦速。

【操作方法】

根据病情和病变部位,取新鲜药物捣烂或用棉花蘸取药汁塞于气窟(鼻腔)、肛窟(肛门)、性窟(阴道)等部位。

【主治疾病】

适应于鼻炎、鼻窦炎、呼吸道疾病、痔疮、阴道炎等,也可用于治疗一些内科疾病,如用夜烦珠花加人头发灰塞鼻可治疗缩阴证;用生姜拍绒,塞入肛门同时掐大腿内侧治疗阴寒证等。

【注意事项】

(1)一般在阴道内塞药应留线头以便取出。

(2)不宜选用对皮肤、黏膜有强烈刺激性的药物。

(3)塞鼻时可双侧鼻孔轮流用药。

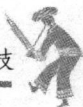

【相关介绍】

现代运用填塞法是将药物制成散剂、丸剂或海绵剂等,用以填塞牙缝、龋洞、鼻腔、阴门等。主要具有清热止血、泻火解毒、消肿止痛等作用。

吹筒法

【方法简述】

本法是将药物研成细末,取少许用喷药器吹入病人的咽喉、口腔、耳鼻中,每日3~4次,以达到消炎、止痛或通窍、开噤等目的的外治疗法。

【治病原理】

吹筒法是治疗咽喉部、鼻腔、耳道内疾病的一种特殊用药方法。可以直接将药物深入窟道患处发挥疗效。

【操作方法】

用纸卷一个小纸筒,或用小竹筒、小塑料管均可,将所用药物研成细粉,置于筒中,将药筒伸入腔道内达患部后把药粉吹出散布于患处即可。

【主治疾病】

吹筒法适用于鼻炎、鼻塞、口腔疾病、咽喉肿痛、耳道内疾病等。

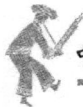

【注意事项】

（1）使用的药粉不宜太多，以免多余的药粉堵塞和刺激窍道。

（2）要根据使用的部位选择相应大小的筒管。

放血法

【方法简述】

当遇到急性中暑、发痧、暑热呕吐、感冒浑身困重、头昏胀大等时，苗医往往会用针刺特定部位，并使之排出少量血液，这种治疗方法称为放血法。此法一般会达到让病人有顿时轻松的感觉，症状较轻的不用采取别的方法可愈，较重的可使其得到缓解再配合其他方法治疗。由于本法的使用非常方便，几乎不需要任何准备而随时可用，故颇受推崇。

【治病原理】

本法在方法上属于排毒法的范畴，而在指（趾）尖放血排毒的过程中往往要通过拍、抹等手法赶毒至指尖，因而也包含了赶毒的方法。苗医理论认为：致病毒素进入人体之后靠血液传到全身或特定的部位，而毒素在某些部位如指尖、舌下等较为集中，如果毒盛之时在特定部位进行放血排毒，就会使毒性大为减轻而有利于帮助人体

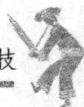

的生灵能发挥营缮和排异作用,最终将毒素消除。

【操作方法】

缝衣针或瓦针 1 枚(瓦针即尖锐的破碎的瓷碗片或玻璃碎片,以细长、尖锐者为用),术者右手拇指、食指拿稳针具,用火焰消毒,或酒精消毒,认准放血点,手法要稳、准、狠、快、轻,如麻雀啄食一般,点啄其穴位,使其渗出血液 1 至数滴即可。一般在指(趾)尖、指(趾)甲旁、肘窝、腘窝、人中穴、舌下青筋等处点刺出血。最常用的部位为舌下和指(趾)尖。

(1)舌下放血法:让病人坐正,头部上仰,张开嘴并使舌往上翘。医者用瓦针或金属制的针具刺破舌下青筋使之出血 1 至数滴即可。

(2)指尖放血法:让病人端坐,医者站在病人侧面,双手一前一后从肩部往下拍打 20 余下,再用双手从肩部往下推赶挤压至指尖,叮嘱患者捏紧手腕部位,用线扎紧中指,取瓦针或金属制的针具刺破指尖(多于指甲背部)并挤压出血 1 至数滴即可。趾间放血方法与此基本相同。

【主治疾病】

本法适用于霍乱吐泻、中暑、脘腹疼痛、头痛、头晕、发烧等病。

【注意事项】

(1)勿使出血量过多。

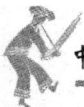

（2）注意防止感染。

（3）瓦针要锋利、尖细。

（4）手法要轻快，点啄要准确，每穴点刺后不渗血可反复 2~3 次，切忌过多点刺。

（5）切忌大刺、深刺、瓦刺，以防感染和出血过多，若过多出血应给予止血。

（6）本法不宜用于小儿，只宜成人用之。

【相关介绍】

有的舌下放血的选穴方法为：取患者舌之背部，以舌背面一中轴线，在舌背的前半部左右对称点即为放血部位，应避开大静脉血管，只能取小静脉血管旁边部位，若有病变舌背定有乌黑之点即为要穴，若找不出可在相当的位置点刺亦有效。

生姜叭毒法

【方法简述】

生姜叭毒法是医生口含生姜在所选定的穴位上进行吸叭以治疗疾病的方法。此法多用于治疗小儿疾病，在黔、湘一带应用较为广泛。

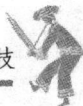

【治病原理】

本法是通过对穴位进行吸叭所产生的物理刺激和借生姜发散毒气的双重作用以达到拔毒、排毒的目的而治疗相关疾病的方法。由于小儿的皮肤稚嫩,对药物和吸叭作用比较敏感,因而可起到较好的效果。

【操作方法】

医者取生姜1块,在口中咬烂并含在口腔中,用口对准患者穴位进行吸叭。从上到下,吸叭穴位有百会、太阳、合谷、印堂、囟门、风池、风府、肩井、腹中、奶旁、肚脐、手腕、脚腕、涌泉等处。

【主治疾病】

主治小儿伤风、发热、头痛、身痛等。

【注意事项】

(1)因被治疗者要除去衣物,故应注意保持环境温度,以免受凉。

(2)吸叭的轻重要适当,过轻达不到效果,过重则易损伤患儿肌肤。

(3)皮肤有破损或有局部病变者不宜使用。

【相关介绍】

湖南吉首陈先智医师等运用此方法治疗小儿高热,效果良好。

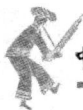

按摩法

【方法简述】

按摩法各医学体系均有使用,但苗医的按摩法自有其特点,苗族称为"江滚摩"疗法,是医生在患者身上实施推、摩、揉、捏、按、拍、搓、扶等手法,起到治疗和保健作用的外治方法。本法一般是徒手治疗,也可根据需要给予一些药酒、药液配合使用。

【治病原理】

人体气血运行不畅,机体的过度疲劳,长时间的习惯性体位和动作都是导致疾病的重要因素。按摩法是通过医者在病人身上施行各种按摩手法,起到舒缓肌肉、疏通筋脉、解除僵硬、扶正异位等作用,以达到治疗、保健和消除疲劳的目的。

【操作方法】

在苗医的按摩法中手法多种多样。一般来讲,用于治疗疾病多选用捏、施、按、啄、掐、扯、弹等手法,并选定相应部位操作,手法稍重而干脆;用于消除疲劳、强身健体者,则多用摩、揉、按等手法,手法要轻巧柔和。具体的治疗则根据病情需要而定,如因儿窝不正(意为子宫位置不正常)致妇女不孕者,当用推、扶等手法让儿窝复位,孕

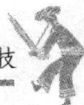

妇胎位不正时也可通过这些手法使胎位回正,回正后还要用布带进行固定。

综合各地的情况,按摩法主要有捶、揉、摩、扯、搓、卷、捏、掐、啄、抓、按、摇、拍、推、扶 15 种手法,现介绍如下。

(1)捶法:以手握拳,捶打选定部位,轻重适度,先轻后重,由上到下。此法多用于背、肩、腿等部位。

(2)揉法:以掌面或拇指指面或中指指面压住肌肤,稍用力压揉以带动深层肌肉组织旋转。

(3)摩法:本法的操作与揉法基本相同,但用力稍轻,不带动深层肌肉,只带动皮肤旋转即可。

(4)扯法:扯法分单扯法、扯切法和扯弹法 3 种。①单扯法:用拇、食两指扯拉,如扯耳朵、扯十指等。②扯切法:用左手拇指、食指扯住肌肤,右手以掌为刀猛砍左手扯拉的肌肤使之滑脱。③扯弹法:用拇指与食指第二节或用食指、中指的第二节(双指均弯为内钩)夹起肌肤拉弹之。

(5)搓法:用手掌在选定部位上下或左右搓动。

(6)卷法:即推卷法。用拇指与中指、食指相对,捏起皮肤,边拉边向前推动。此法多用于背部。

(7)捏法:用拇指与中指、食指相对,拉扯皮肉,使之自然滑脱。

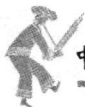

（8）掐法：用拇指指甲掐刺皮肉，以酸、麻、胀、痛感为度。

（9）啄法：即啄叩法。除拇指以外的四指相并微弯曲，利用指甲叩啄皮肤，如鸡啄米。多用于脊部和头部。

（10）抓法：用十指指甲轻触皮肤抓搔。多用于背部。

（11）按法：即按压法。用中指、食指指面或拇指指面按压，例如按太阳穴、按风池穴等。

（12）摇法：即摇晃摆动。分左右、前后和旋转连环摇摆3种。

（13）拍法：以空心掌击选定部位，以背部和四肢为多用。

（14）推法：以双掌或单掌在选定的部位朝着一定的方向反复推动。

（15）扶法：扶法与推法相似，但其针对性较强，方位较准，主要是扶异位归原位，而非泛泛地推动。

一般来说，这15种手法可根据具体情况选择和配合使用。

【主治疾病】

（1）过度劳累引起的腰酸背痛、四肢酸软、浑身困重。

（2）感冒初期的浑身疲乏、头昏脑涨、百节不适。

（3）软组织损伤，腰肌劳损。

（4）中暑发痧初起的心烦、头昏、四肢软弱、背如负重。

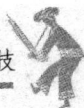

（5）神经衰弱引起的头昏脑涨、精神疲乏、失眠多梦。

（6）风湿腰痛、百节不适、头痛头胀。

（7）运动后的疲惫和不适。

（8）胎位不正。

（9）不良姿势及习惯引起的各种不适和病变,如长期伏案工作引起的腰椎、颈椎等疾病。

【注意事项】

（1）施术部位有破损或炎症者忌用此法。

（2）孕妇纠正胎位不正也要谨慎。

（3）传染性疾病不宜用此法,如急性肝炎、肺结核等。

（4）根据病情和患者的身体情况掌握部位、手法和轻重,一般要经过训练和学习,有一定经验后方可使用。

推拿法

【方法简述】

推拿法与按摩法相近,都是通过医者徒手在人体上运用各种手法来达到某些治疗目的。一般来讲前者多用于治疗,而后者多用于保健和消除疲劳;前者多用于小儿,而后者多用于成人,且在手法上有所不同和有所侧重。推拿法的主要手法有推、揉、拿、按、摩、运、搓、摇、掐、捏等。苗医的小儿推拿法有各种流派,治疗上各具特

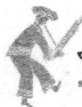

色,总体上有不错的治疗效果。如湘西苗族名医刘运开先生创立的"刘氏推拿法"有理论、有实践,在当地颇具影响,而吉首民间的"小儿一掌精"以简、便、效、特独树一帜。

【治病原理】

推拿法是苗医常用方法,主要用于治疗儿科疾病。对选定部位的推拿可疏通气血,扶持人体生灵能,排除毒素以达到治疗疾病的目的。苗医认为,小儿年幼,发育不全,但皮肤薄嫩,对体外的刺激敏感,通过推拿方法进行刺激往往能够取得良好的效果。

苗医除用此法治疗儿科疾病以外,还用于治疗成人的风湿病、疯狂病等。

【操作方法】

操作前准备菜油、姜、葱适量,把姜、葱置油中稍煎后用手蘸此油即可施术。根据病情在选定部位进行推和拿的相应手法。一般说来冷病推上三关、小三关、运八卦等;热病推退六腑,推下七节,运天河水等;如遇大热之症,见有高烧,出大汗,口大渴者则用打马过天河、推退六腑、水中捞月等法。民间有"推上三关热如火,退下六腑冷如铁"之说。本法可通过"刘氏推拿法"和"小儿一掌精"来展现。

1. 刘氏推拿法

已故湖南苗族名医刘运开在推拿方面有较高的成

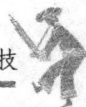

就,提出了"常规取穴、辨证取穴、对症取穴和反佐取穴"的取穴四原则,有"补肝易动风,补心易动火"的新观点,并把推拿手法总结为 10 种,即推、揉、拿、按、摩、运、搓、摇、掐、捏,被推拿界称为"刘氏十法",现介绍如下。

(1)推,即以拇指桡侧在穴位上作直线推动。分直推、旋推、分推 3 种形式。具有通关开窍,疏通筋脉,排出毒邪,调节体内脏腑功能等作用。

(2)揉,即以指端、掌根或鱼际等处,婉转回环地贴住皮肤,并带动皮、肉、筋、脉转动。具有通气散血、消肿止痛的功效。

(3)拿,即以拇指和其他手指,对称用力,连续一松一紧地提拿选定部位的肌肉、筋腱、皮下组织和皮肤。具有祛风止痛、疏通经脉、缓解痉挛的功效。

(4)按,即以指尖或螺纹面直接在穴位上施加压力。具有止痛、止呕、止泻、止咳等功能。

(5)摩,即以拇指、食指、无名指 3 个手指的螺纹面或掌心附于相应部位上,作顺时针环形摩转移动。具有退气散壅、帮助交环、缓解疼痛之效。

(6)运,即以指端接触皮肤,沿一定方向作直线或弧线运行。具有运惠气、祛毒气的作用。

(7)搓,即用拇、食指的指面或双掌的掌面,挟住一定部位,同时双向用力,快速搓捻。具有疏通筋脉、舒关节、

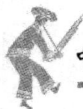

帮交环、消食积的功效。

(8)摇,即用两手扶住穴位的两端,作前后、左右、上下摇摆的活动。具有活动关节的功效。

(9)掐,即用拇指指甲直刺穴位。具有调动人体生灵能、开窍醒神、止痛止惊等作用。

(10)捏,即以拇指的指面与食指的桡则端相协同,不断提捏起脊柱两侧的皮肤。具有激发人体生灵能健胃而帮交环,促进机体功能协调的作用。

2. 小儿一掌精

基本手法如下。

(1)推法:医者一手固定患者的手,另一只手根据病情所选的穴位,从一个穴位推向另一个穴位,或者单个穴位单个方向的推,向上是补法向下是清法。

(2)弹法:除拇指外的 4 个手指,像弹钢琴一样轮番地有节奏有规律地弹到患者的身上,故而称弹法。

(3)揉法:医者手指(一般是大拇指)放到患者的穴位上,顺时针或逆时针环状地揉。

(4)捏法:医者手指(一般是大拇指)放到患者的穴位上,持续地捏数秒钟或数分钟。

(5)摇法:医者用手指固定患者的穴位,顺时针或逆时针地摇。

(6)吹法:医者用口吹气,吹患者的眼睫毛,观察患者

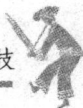

的睫毛是否动。一般
是用来辨别病情的
轻重。

(7)补泻法:从拇
指到小指分别归属于
肚、肝、心、肺、肾,穴
位分别是肚架穴、肝
架穴、心架穴、肺架
穴、肾架穴。这 5 个

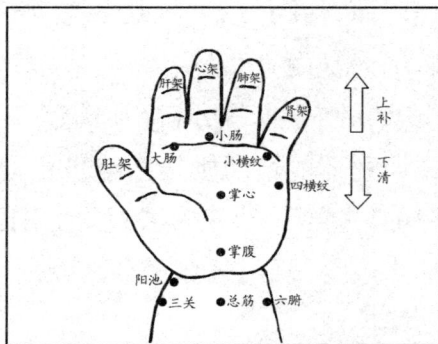

穴位分布图

穴位无论用什么手法向上俱为补法,向下俱为泻法。

【主治疾病】

儿科疾病大都可通过推拿法来进行治疗。

【注意事项】

(1)推拿之法应当慎重,如用之不当则会造成严重的
不良后果,故苗医有"推错一手三天死,掐错一爪七天亡"
之说。

(2)手法的轻重要适当,过轻难以取效,过重则易伤患儿。

药物洗浴法

【方法简述】

洗浴法包括"药浴法"和"药水冲洗法",因两法经常

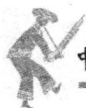

合用而合并介绍。本法一般是将药草煎成的药汤,过滤后倒入盆内,用以洗浴、浸泡全身或局部,以起到解毒、杀虫、消肿、止痒、祛风、止痛等作用。对于局部有创伤或不方便药浴的情况则用药液进行冲洗以达到消毒和治疗的目的。瑶浴(瑶族药浴)的使用比较普遍也比较有名,苗、瑶为近缘民族,瑶族的药浴众所周知,而苗族药浴的使用同样广泛。

【治病原理】

热水浴本身就有消除疲劳、促进新陈代谢的作用,而药浴在此基础上加上药物的作用能达到更好的效果。针对不同的疾病选用不同的药物使其应用更加广泛,而人体在热浴中毛孔张开,血液循环加快有利于药物的吸收是其效果显著的重要原因。冲洗法以温热的药水冲洗,其作用机理与药浴相似但强度弱一些,但在不具备药浴的条件时也不失为一法,特别是对于局部有创口、有脓液、有腐肉的情况则有特殊的优势,既可避免交叉感染,又可清创消毒,还能发挥相应的化腐生肌、消肿止痛等方面的作用,可谓一举多得。

【操作方法】

药浴法一般是根据患者的病情,确定所用的药物和药量,然后将药物煎熬成药汤并进行过滤,倒入洗浴的盆中,保持温度在 30 ~ 35℃以内,患者进入浴盆内洗浴、浸

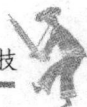

泡全身或局部。一般洗浴的时间以 25～30 分钟为宜,具体时间根据患者病情不同来定。对于一些有皮损的局部疾病多采用药汤冲洗。方法是将药液置于一壶中对局部进行缓缓冲洗,对于有化脓或腐肉的情况还可同时用棉球蘸药液清洗创口。

【主治疾病】

药浴法主要用于风湿麻木、偏瘫、大面积的皮肤病、风湿性关节炎、风寒感冒、冻疮等疾病的治疗。药水冲洗法则主要用于局部的疮、花、癣等病的治疗,如有些苗医治疗化脓性骨髓炎时用药液反复冲洗溃口等,而且效果良好。

【注意事项】

(1)药浴法应注意温度的掌握,并注意补充热液以保持温度,或加热再用。

(2)根据病情的不同选用相应的药材。

(3)药水冲洗法所用药液为新制,用前煮沸消毒,以防因用变质或受污染的药液导致局部感染。

(4)治疗时,注意外部环境,天气不宜过冷,否则易感冒。

(5)药物的选择和煎煮要注意,药物煎煮加水要适量,过多则浓度降低。煎煮的时间要根据药物的性质而定,芳香性药物一般煮沸 5～10 分钟,块状和根茎类药物则需煮 30 分钟。

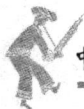

（6）药液温度要适宜,防止烫伤皮肤。

（7）外洗后要用干毛巾擦干患部,要注意避风和保暖。

（8）妇女经期和妊娠期不宜用此法坐浴和洗阴部。

（9）全身洗浴时要注意患者异常反应,以免发生意外,如血压升高、昏厥等。

【相关介绍】

以下介绍一些洗浴法的验方供读者参考。

（1）治风湿性关节炎:红禾麻(荨麻科植物荨麻)、桑寄生各等份,水煎为汤供患者沐浴之用。

（2）治跌打肿痛:取岩五加、刺五加、透骨丹(凤仙花根)、八角枫叶枝各等份适量,煮水洗伤处,可消肿止痛。如全身重伤,可加重药量煮水,放木槽内浸泡全身。

（3）治脚汗:用萝卜皮250克,煮水,趁热泡洗脚。每日1次,数次止汗。本方如改用白萝卜500克,切片水煎洗脚,每日1次,可治脚气。

（4）治虫积:蛇床子、苦楝皮各16克,水煎,临睡前洗肛门。

（5）治盗汗:桃叶适量,水煎洗澡。

（6）治脚气肿胀:用杨柳须根、土一枝蒿、威灵仙各等份,煮水。趁热洗浴,并浸泡双脚,可消肿。

（7）治冻疮:取干辣椒16克煮水,趁热洗患处,并浸

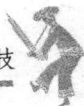

泡,可治冻疮并止痒。

(8)治疗过敏性皮肤病(风疹):取新鲜韭菜叶150克,紫背浮萍适量共切碎,加入清水1 000毫升共煎15分钟后带渣倒入浴盆中,每天洗浴2次。又方:取雄鸡毛一束,煎煮后倒入浴盆中,每日洗2次。此二法对生漆过敏、过敏性荨麻疹、花粉过敏等过敏性皮肤病都有较好疗效。

(9)神经衰弱:取海带30克切碎,生龙骨60克捣绒,加水500~1 000毫升煎煮30分钟,带渣倒入浴盆中,临睡前浸浴15分钟。本法具有镇静安神的作用,对于神经衰弱所致的失眠有明显疗效。

抹酒火法

【方法简述】

抹酒火法是医者用手或毛巾等物品蘸燃烧的酒洒于患部,并施以相应的摸、揉等手法,至病人不能忍受为止。此法可见火焰在医者手上和患者身上熊熊燃烧,十分惊险,但治疗之后,病人顿时感到轻松,常被视为奇法异术。本法实际上是一种热刺激疗法,看似惊险,只要掌握得当一般比较安全。

【治病原理】

抹酒火法是利用热疗达到疏筋通脉、祛除冷毒、促进

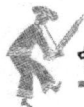

局部血液循环以治疗疾病的方法。也可根据病情配合药酒使用,可收到热疗和药疗的双重效果。

【操作方法】

在操作中又可分为抹酒火法和烧酒火法两种。

(1)抹酒火法:取适量高度的白酒或药酒置于碗中点燃,医者先用手蘸上一些冷水抹在患者身上,然后手蘸凉水后迅速插入燃烧的酒碗中,撮起适量燃烧中的酒快速洒于患部,并施以相应的摸、揉等手法(在施用手法的过程中,火渐熄灭),至病人不能忍受为止。每天1次。

(2)烧酒火法:取适量的高度白酒或药酒置于碗中,取毛巾1块(或用剃薄的柚子皮等物品)用水浸透并覆盖于患处。医者取一棉球蘸上酒洒在毛巾上,然后点火让酒燃烧,至患者不能忍受为止。冷后再烧,反复数次即可。一般每天1次。因本法常以药酒为燃料,又名烧药火法。

【主治疾病】

主治冷风湿、关节疼痛、软组织损伤等症。

【注意事项】

(1)抹酒火法较烧药火法为烈,烧药火法相对容易掌握,但要注意度的把握。

(2)本法一般在四肢和腰背部使用,其他部位一般不用。

(3)年老体弱患者及小儿不宜施用此法。

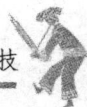

火烧疗法

【方法简述】

火烧疗法苗语称为"比叨哦",是一种以火焰点灼伤口起到消毒伤口、预防感染的作用。本法看上去比较原始,但方法简便实用,特别是对于意外情况和在缺医少药的情况下也不失为一种有效的应急方法。

【治病原理】

本法是以火焰的瞬时高温杀灭外来毒素并起到一定的止血作用。一般情况下伤口容易受到细菌、病毒侵入而引起感染,而这些感染源对瞬时高温的抵御能力较差,及时使用此法有较好的防感染效果,当然也会对伤口造成一定的损害,但两害相权取其轻是显而易见的道理,更何况人体对局部瞬时高温的耐受能力远远强于微生物,故不失为在缺医少药情况下的一种应急方法。

【操作方法】

首先应尽快清洗伤口,除去污泥、污物,特别要注意除去伤口深部的异物。取火柴棒大小的洁净小木条(火柴棒也可以,但要去掉火柴头部的火药),一端蘸上桐油(无桐油亦可施用),点燃并迅速触点患部,使火苗随"啪"的点击声熄灭。稍停片刻或随即取下木条,以患者

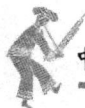

不能忍受为度。

【主治疾病】

适用于竹签刺伤、刺藜刺伤和相对浅小的创伤。

【注意事项】

（1）木条不宜过大和过长，过长不便使用，过大则易灼伤局部肌肉组织。

（2）已感染或过深过大的创口不宜用此法。

（3）灼治后要保持伤口清洁，不可再次污染。

（4）木棒一定要点燃并有火苗，再行点触患处。

爆灯火法

【方法简述】

爆灯火法亦称"打灯火""爆灯火"等，苗语称为"包间哦"，就是取点燃的灯火点灼一定的部位来治疗各种疾病的方法。其优点是收效快、疗效高、适应证广，并且方法简练，副作用少。爆灯火法可用于治疗多种疾病，由于其刺激性强、见效快，常用于急救和对急症的治疗。在休克、小儿惊风，各种惊、翻类疾病的抢救和病情控制方面具有立竿见影的效果，是苗医得心应手的一种急救方法，使用十分广泛。

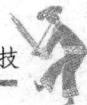

【治病原理】

其作用机理主要是通过灯火的燃烧作用来点打一定的穴位和皮肤以刺激筋脉,促进和加强肌体的气血运行,提高组织物质代谢,促进高级神经兴奋(或抑制),达到"调气""治神"的目的,使机体获得抗炎、止痛、免疫等效果。《灵枢·刺节真邪篇》中说:"脉之中血,凝而流止,弗之失调,弗能取之。"说明苗医的"打灯火"疗法在冷毒伤血、运行不畅、留滞凝涩的情况下最为适用。所以"打灯火"疗法有温祛冷毒、疏通筋脉之功。本法通过对特定穴位进行强烈刺激,以通筋脉、醒魂魄而达到抢救和治疗目的。

【操作方法】

用具:灯草1~3根(每根长约9厘米),灯盏(无灯用小瓷杯亦可)1个,备装桐油用。

本法分为明火法和暗火法两种。

(1)明火法:取灯草或上端裹上棉花的高粱秆,蘸上桐油或菜油点燃,迅速往指定穴位快速点打,随之按压,可听到"啪"的一声,灯火熄灭。明火法的温度较高,刺激性较强,术后可能会在施术穴位的表面上留下绿豆大小的水疱,数小时后自然消失。多用于急危症的抢救或体壮患者。可隔日1次,每次可点打2~3次,如点起水疱,下次稍靠其边沿点打。

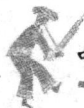

（2）暗火法：取灯草或上端裹上棉花的高粱秆,蘸上桐油或菜油点燃,掐灭后迅速往指定穴位按压,利用余温达到刺激效果。暗火法的作用相对较弱,但更为安全,多用于妇女、小儿的一般疾病。

【主治疾病】

主要用于急救如各种休克、小儿惊风、高热等,也用于治疗多种常见的疾病如风湿病、疳积、胃痛等。主要选穴如下。

（1）小儿惊风、发烧、抽风：百会、印堂、人中、迎香、承浆、地仓、颊车、中冲、风池、风府、合谷、龟尾等穴。

（2）急救：百会、人中、十宣、虎口等穴。

（3）疳积：长强、天枢、关元、足三里等穴。

（4）少腹疼痛：围绕肚脐周围一寸许打六盏（苗医称为脐周穴）。

（5）胃痛：上脘、中脘、下脘、胃腧、足三里等穴。

（6）风湿病：阿是穴、沿筋脉线路各穴。

缩阴症：双肚（脐下左右各1穴）、会阴、足三里、内关、中脘、下脘、天枢、神阙、丹田等穴。

【注意事项】

（1）动作要做到轻、快、准,避免过度损伤皮肤。

（2）每一次点打时术者要稍压其灯火片刻,待其热透。

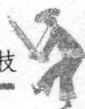

（3）对孕妇和精神病病人要慎用。

（4）对于哑门穴、风府穴、面部、心脏周围、阴部等要害部位不宜选用或慎用。

（5）术后穴位处起水疱为正常现象，无须处理。若水疱较大，再点打时须另选穴位。对有感染的特殊情况当作相应处理。

（6）局部皮肤炎症、溃疡有伤口暂不施术。

（7）施术宜隔日1次，若点打穴位严重感染，可适当延长间隔时间。

针挑法

【方法简述】

苗语称为"泮疢"疗法，医生取普通缝衣针1枚，用火或酒消毒后，根据病情在选定的部位（一般选择有红点或长有白色汗毛之处）挑破皮肤，并将皮下脂肪层处的一股白丝（皮下纤维）挑断，然后做消毒处理，可治疗相应的疾病，是苗族运用较早的一种外治方法。

【治病原理】

针挑法是各地苗医普遍使用的一种治疗方法。苗医理论认为："毒之内存必显于外，毒之所乱必有其根。"意思是只要有毒的存在就会在人体上通过各种形式表现出

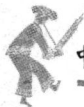

来,毒在人体作乱,必然会有使其附着于人体的"毒根"存在。而针挑法的原理就是找准毒邪在人体体表处的"根",并用针将其挑断,根被挑断毒无所依则自出,病自愈。通过挑刺对皮肤的刺激,可达到疏通经络、调整气血和机体功能的目的,从而引起体内一系列变化,加强局部血液循环、消除炎症、促进疾病的痊愈。

【操作方法】

取普通缝衣针1枚,用火或酒精消毒后,根据病情在选定的部位(一般选择有红点或长白色汗毛处)挑破皮肤,并将皮下脂肪层处的一股白丝(皮下纤维)挑断,然后做消毒处理。

【主治疾病】

用于各种痧症、风湿病、痔疮、眼翳及小儿疳积,等等。

【注意事项】

(1)针挑法对皮肤有轻度损伤,应注意消毒和术后的保护,勿使其发生感染。

(2)针挑法的进针宜浅,故进针时针与皮肤角度应在30度以下,勿垂直进针。

(3)针挑的部位应据病情决定。

【相关介绍】

苗医针挑法还有一些特定的使用,下面介绍3种常

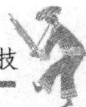

见疾病的特定针挑方法。

1. 挑翳子法

苗语称为"泮脱",是用针挑耳郭上的穴位来治疗眼翳的方法,据介绍有简便、快速、高效而又安全可靠的特点。

用具:大或中号缝衣针 1 枚,酒精棉球数个。

选穴:沿耳郭边缘寻找出翳子的反应点(其反应点为灰白色或褐色的丘疹,略高于周围正常皮肤),寻取丘疹应根据目中翳子的位置高低来决定,一般是翳子的位置高取上耳郭;与瞳孔水平,取中耳郭;以下则取下耳郭。

【操作方法】

找准穴位后先用酒精棉球消毒,然后术者左手固定患者耳郭,右手持针,针体与皮肤平行,缓慢刺入皮肉内,挑破皮肤,反复挑起伤口内的组织,一般可挑出白色的皮下纤维细丝,将其挑断并挤出 1～2 滴血即可,若挑不出白色的纤维,以双手拇指挤压伤口出 1～2 滴血亦可,最后用干棉球压住伤口止血。

术后目中刺痛可当即减轻,一般 1 次即愈,严重者可隔日再挑 1 次。

【注意事项】

(1)注意消毒,防止感染。

(2)针体宜与皮肤平行,切忌与皮肤垂直,否则难挑出白色纤维。

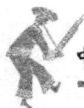

（3）切忌手法粗鲁,宜轻巧柔和。

（4）若行第二次挑刺宜选偏离原穴之旁挑之。

（5）术后受挑刺之耳暂停冷水洗浴。

2. 挑痔疮法

苗语称为"泮承布",是苗族民间以针挑特定部位治疗承布(痔疮)的一种有效方法,内痔、外痔、混合痔均可使用。

用具:大号缝衣针 1 枚,酒精棉球适量。

取穴:痔疮患者的反应点主要是出现在尾椎骨之两侧,表现为褐色或灰白色或浅红色的丘疹,略高于正常皮肤,压之不褪色,其位置越低越好。

【操作方法】

术者左手固定用酒精棉球消毒好的穴位(反应点),右手持针,针体与皮肤呈30度角且尽量平行。稍用力将针尖压入穴位的皮肉内用针反复挑之,挑得白色纤维,此时应慢慢左右摇摆以牵拉其往外,直至扯断该纤维。然后重复操作至挑不出白色纤维为止,最后挤压伤口出血 1～2 滴,用干棉球擦拭并压迫止血即可。

若需进行多次治疗时应另取穴位,也可于原穴位旁取之。

【注意事项】

（1）注意消毒,防止感染。

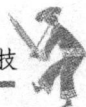

（2）针体宜与皮肤尽量平行,切忌与皮肤垂直刺入。

（3）手法宜轻巧柔和,切忌粗鲁。

（4）若行第二次挑刺宜选偏离原穴之旁侧挑之,或另取穴位。

（5）术后暂不作局部洗浴。

3. 挑肩疳法

苗语称为"泮甘丘",本法是苗族民间常用于治疗肩疳(甘丘)的外治方法。

取穴:在上背部两肩胛骨之间的脊椎两侧各5厘米左右寻找反应点。其反应点为灰褐色或灰白色的丘疹,压之不褪色。反应点离脊椎越近越好。

【操作方法】

术者左手固定用酒精棉球消毒好的穴位(反应点),右手持针,针体与皮肤呈30度角且尽量平行。稍用力将针尖压入穴位的皮肉内用针反复挑之,挑得白色纤维,此时应慢慢左右摇摆以牵拉其往外,直至扯断该纤维。然后重复操作至挑不出白色纤维为止,最后挤压伤口出血1～2滴,用干棉球擦拭并压迫止血即可。

若需进行多次治疗时应另取穴位,也可于原穴位旁取之。

【注意事项】

（1）术前做好穴位选择,并且注意消毒,防止感染。

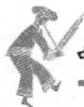

（2）针尖切忌与皮肤垂直刺入，要稍与皮肤呈 30 度角压入。

（3）操作要轻巧，切忌过猛过急。

（4）若出血不止，应给予止血。

（5）术后暂不作局部洗浴。

开刀法

【方法简述】

开刀法是使用刀具在人体上切除腐肉、异常组织、剥离异物等的治疗方法。虽然在 19 世纪就有湘西苗医在病人身上开刀取毒瘤、治疗肺部疾病、取膀胱结石，贵州松桃的苗医龙老二能剖腹取胎等的记载，但这类较大型的开刀法在苗族民间掌握者还是不多。

【治病原理】

苗医的开刀法大多是对一些花、疮、疱之类的局部外科疾病，或异物留在较深部组织，一般用药见效较缓或难达病所时，对病灶进行直接的切除，是快速、彻底的治疗手段。

【操作方法】

术前要准备新煮沸候冷的开水 1 盆，高度白酒适量，以及相应的刀、针线等器具和药物。先用冷开水清洗患

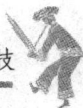

部,继而用白酒或有止痛和麻醉作用的药酒涂抹,取泡在酒中的刀(或在火焰上消毒过的刀)在患部施术,手术完成后若伤口较大则用消毒后的针线进行缝合,再上药和包扎。3 天换药 1 次,直至伤口愈合。

【主治疾病】

本法适用于化脓的疮、有腐肉的花类疾病、长期不愈的疱、深扎入体的异物、难产和体内毒瘤等病。

【注意事项】

(1)术者要有一定的解剖学知识,一般不宜在胸、脑等重要部位和有大血管的附近施术。

(2)切口应注意有利于伤口的缝合和恢复。

(3)术后应注意休息和养护,防止污染,以免伤口裂开和感染。

灌肠法

【方法简述】

对于大便难下、积之日久者,为了尽快疏通肠道,苗医会采用灌肠法来治疗。本法是将有润滑作用的液体或药液,用灌肠器具从肛门灌入,以达到尽快通便的治疗方法。

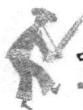

【治病原理】

苗医认为,大便不通主要有热灼肠液、肠体干涸、气便互结导致阻塞等原因引起,首先会采用肛窟赶毒法用药物治疗。当药物效果不好或远水难救近火之时可通过灌肠的方法,把具有润滑或泻下、清火、赶毒等作用的药液直接大量注入大肠中,使之迅速发挥润肠、赶毒、通下的作用而解除患者的痛苦。但灌肠法是针对大便难下而病情紧急时采用的一种临时性的通便方法,不宜长期使用。

【操作方法】

让患者弯腰,使其臀部朝上。医生取直径为 2～3 厘米的空竹 1 节,做成顶部光滑而开口的水枪,吸取制好的肥皂水或药液等将其塞入肛门内并直接注入直肠中。稍后患者便会将注入的液体连同大便泻出,病人顿时感到轻松。

【主治疾病】

适用于急性大便秘结的情况。

【注意事项】

(1)本法只能应急而不宜常用。

(2)应在靠近排便处施术,便于患者排解内急。

(3)竹筒口一定要处理光滑,以免施术时损伤肛门。

(4)术后当配合药物治疗,以防病情反复。

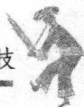

❧ 接骨法 ❧

【方法简述】

骨伤科疾病是多发病、常见病。治疗骨折是苗医的特长之一，如：云南《马关县志》记载："苗人……有良药接骨生筋，其效如神。"《苗族通史》中有"苗医治疗伤科的成就最高"等记载，可见苗医治疗骨折确有独到之处。苗医治疗骨折实际包括两个方面的内容，即手法（正骨法）和药物（苗伤药）。传统苗医接骨的原则是"生命第一，功能第二，肢形第三"。凡遇患者首先是抢救其生命，然后努力恢复其功能，对肢形的要求只能排在第三位，这也是历史条件所限的一种优先选择法则。事实上许多老苗医接骨手法之精准，治疗康复之快捷，让人叹为观止。如今许多苗医已经能够借助现代的透视设备，使复位更加准确，加上苗药促进骨痂生长的优势，对骨折的治疗更是如虎添翼，大有用武之地。用苗医传统正骨手法治疗骨伤科疾病在临床上取得了较好疗效。

【治病原理】

接骨法是针对骨折或关节脱位患者，在治疗时先将骨折和脱位处用手法进行复位，然后再结合固定（一般用小夹板固定），加上内服或外敷药物进行治疗的方法。这

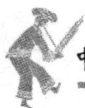

也许是各传统医药的共同方法,只是苗医在接骨上注重"接筋"和"养髓",所以有"接骨先接筋,养骨先养髓"的指导思想。因此在许多苗医的用药中强调要有接筋药、养髓药的应用。接筋的目的在于通气,恢复局部功能的正常运转,气血得行,并对肌体形成牵拉,便于断骨的接触而利于康复;而断骨的生长则需要骨髓提供丰富的养分。按照苗医生成学的理论,以气为能量,以骨髓为基础物质来共建生成结构(骨痂),进而修复断损的骨头。

【操作方法】

苗医的正骨方法一般包括比、揉、扯、压、斗、捏、夹、药8个程序。对于关节脱位只需要前6个程序。对于某些特殊部位的复位苗医还创造了一些特殊的方法,如治疗胸椎骨折的"背椅法"、用于腰椎复位的"双胳膊悬吊法"、用于肩关节脱位的"悬梯移凳法"等。苗医在正骨上颇有心得,要求做到"手摸心知,耳听声出,手随心转,法从手出"。在实施正骨手法时要"手法轻柔,灵巧准确,动作迅速"。良好的闭合手法正骨复位,可为治疗骨折创造良好的条件。以下对8个基本程序作简单介绍。

(1)端比:端,是用手将伤处端起;比,是与正常状态和功能对比,或与健侧作比较。通过比较可掌握伤部的异常改变,以便于准确诊断和与矫正后的形征作衡量。

(2)揉摸:是在骨伤部位及周围揉摸,一方面能充分

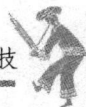

认准骨伤的类型和特征,另一方面也使患部气血得到缓和、疏通。

(3)扯拉:是将患肢或患部悬起后用力拉扯,使骨伤处的肌肉伸长,骨断端或错位处有一定的空隙,以便对位。

(4)按压:是在骨伤两端扯长之时立即进行,把突出的骨端压进原来的位置起到复位的作用。

(5)斗接:是在按压复位之时把骨头斗拢。

(6)捏合:是在斗接后用手指在骨伤处捏按使伤骨的复位完整,也使周围组织的气血调和。

(7)绑夹:在捏合之后,常用棉花、布片等作为软垫,然后用杉木皮、木板等作为夹板加绷带捆绑固定,以免活动错位而影响接骨效果。3~5天后可打开观察骨折部位的情况,如果正常还需继续上夹板1个月左右,若已错位则需重新斗接。对特殊部位的骨折采用特殊的固定方法,如颈椎部用平衡法固定;肩胛骨部采用三角架桥形方法固定;肩关节脱位用纱布包法固定;髌骨骨折用卷圈法固定等。

(8)用药:用药包括口服用药和局部用药两种,而局部用药可先将鲜药捣烂包敷后上夹板,也可用酒泡药后去渣取汁在上夹板后滴在患处。常用药物有三百棒、大血藤、小血藤、血三七、接骨木、伸筋草、爬岩姜、大泽兰、

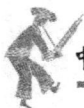

一点血、接骨草、散血莲等,可以起到通气散血、续筋接骨、消肿止痛的作用。

【主治疾病】

主治骨折、关节脱位。

【注意事项】

(1)医者应有跟师学艺的经历并积累一定的临床经验后方可施术。

(2)配合现代医学的检查手段来验证断骨的复位情况则更为科学可靠。

(3)患者在一定的时间内要卧床休息,不要急于活动以免影响效果。

【相关介绍】

1. 湘西东部苗医正骨手法整理

(1)基本手法:通过对骨折或骨伤疾病的诊断及检查,然后进行正骨复位。正骨手法有提、按、摇、摆、触、碰、挤、压、伸、拔、扣、端等 10 余种基本手法。

(2)各部位骨折基本复位手法。

肩与臂部损伤、锁骨骨折:将患臂上提、外展,肩胛骨内压,手扣锁骨骨折端,使骨复位,用绷带将手的尺侧缘抵住肩胛外缘,用力后伸、外展上提肩胛关节。

肩胛骨骨折:患臂抬高,用上、下、左、右、挤、扣、压牵拉法,用绷带经腋窝向健侧绷紧牵拉。

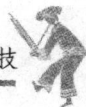

肱骨大结节骨折:用上提、下压、触、碰、挤、按、扣旋法。

肱骨上端骨折:用屈伸、牵拉、旋转、挤按法,以杉木皮、小夹板固定,用绷带将肩胛骨与肘关节上提吊挂。

肱骨髁上骨及内、外髁骨骨折:用屈伸、牵拉、扣挤、按压法。

尺骨、桡骨、骨干骨折:拔伸、分骨、骨拉,按折顶;柯雷骨折伸拉、扣撞推扳平骨;掌骨用挤、按法;手指骨骨折用拉、按扣法等。

下肢骨、股骨干骨折:用伸展牵拉,触碰对线牵引股骨粗隆间骨折、外展、内旋,按压以盆骨抵压牵引。

髌骨骨折:用捏、扣、按、压法。

膝关节脱位:采用上、下牵拉,上端、上提、下按、牵屈曲膝关节顺利复位。

胫腓骨干骨骨折:采用上、下对牵,按、扣、挤法复位。

踝部骨折:采用小腿与足跟对牵上翻,按、扣复位。

距骨骨折与脱位:用牵拉、按压、扣法复位等。

内、外踝骨折:用挤、压、扣法;踝关节脱位采用挤压、摇、摆法;趾骨骨折用按、压、拉送法。

颈椎骨与腰椎骨骨折:用上、下、对牵拉,推送、按、压法;骨盆骨折用分离对齐、挤扣、按压法。

各部关节脱位采用按、压、伸、曲、牵、拉法。

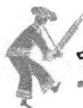

2. 湘西苗医"接骨疗伤散"治疗骨折的应用介绍

药物组成:地雷、九经子、九节风、山栀子、香叶子、田边菊、筋骨草、仙桃草、青木香、小血叶、腹水草、赶山鞭、血力见、菊叶三七、搜山虎、土大黄等。本方具有舒筋活血、消肿、止痛、接骨、接筋、生肌、凉血、止血的功效。

使用方法:将上述药物打碎,用凡士林或醋调匀,外敷患处。然后用杉木皮或杉木板,根据骨折部位制作各种式样的小夹板,对特殊部位的骨折,采用特殊的固定方法。如颈椎固定,用牵引沙包垫压平衡固定法;肩胛骨固定采用三角架桥形方法固定;髌骨骨折用扣、提卷圈法固定;尺、桡骨和胫、腓骨骨折采用分骨牵拉、按推、平骨,两骨中心点必须垫压夹齐分骨,外敷药物辅助使骨痂快速生长促进骨折愈合。

3. 典型病例介绍

例1:杨某某,男,10岁,吉首市某小学学生。因走路不慎摔倒,形成右手骨折,经某医院摄片诊断为肱骨髁上髁骨横断性骨折,当天晚上8点半进行诊治。经检查,肘关节血肿,手无法摸到骨折断面,立即用苗药接骨疗伤散外敷。4天后血肿即消,手能摸到骨折断面才进行手法复位,外敷苗药接骨疗伤散,杉木皮小夹板为外固定,通过4周精心治疗,X线复查骨折愈合,恢复正常。

例2:龙某某,女,85岁,吉首市某新村人。右脚大腿

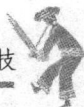

折断,经某医院摄片诊断为右脚股骨粗隆间粉碎性骨折。由于老人体弱,难以承受手术而到苗医诊所就医。用接骨疗伤散外敷进行消炎、消肿治疗,3 天 1 换。通过外敷药治疗后,血肿消散。然后进行保守治疗复位。将患侧与健侧拉平对齐;患侧外展 30 度,内旋 20 度;上提按压腋窝向上,下垫沙包牵引复位,60 天解除牵引,90 天后下床行走。

例 3:田某,男,12 岁,花垣县某校学生。因打球滚于深坑中造成右手受伤,在县人民医院检查,诊断为右手尺骨、桡骨横断性骨折。当时医院做了复位手术,外用石膏固定,通过 2 ~ 3 周治疗后复查,可见骨痂生长全部形成,尺骨断折处错位变形,医院要求重新做开放性内固定手术。因患者怕做内固定手术,于 2007 年 5 月 12 日,到苗医诊所治疗。经对患者右手的伤断及 X 线摄片验看后,根据错位变形的情况打断骨痂,以手法重新复位。分骨牵拉尺骨近远端,两手上、下按压尺骨骨痂生长点,手心相应,使骨痂与纵垫分开;牵拉尺骨骨折近、远端;以推碰法使骨折断面对线对齐平骨复位;敷上外用药,尺骨与桡骨中心点上、下夹上分离板,以杉木皮小夹板固定。3 ~ 4 天换药 1 次,通过治疗 2 周后,复查 X 线,骨折近远端对齐,骨痂生长形成。

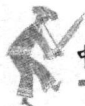

热熨法

【方法简述】

热熨法是以物品或将药物炒热后用布包裹,熨摩人体肌表某一部位,以收到祛风、散寒、止痛等效用。本法是一种常用的理疗方法,简单、经济、实用。

【治病原理】

热熨法源于苗医"两纲五经"理论中"以热治冷,冷病热治"的原理,用适当的器具热熨局部,以温散冷毒、化积通气、扶助内能、促进康复的治疗方法。

【操作方法】

(1)热巾熨法:本法的器具简单,操作方便,但要不断更换。一般是用2块毛巾轮换使用,用时把毛巾用热水浸湿于局部热敷,凉后换另一块毛巾。本法的保温时间较短。

(2)热袋熨法:缝制布袋2个,临用时取食盐或麦麸炒热(有的地方是将陈年干土用砖捣为粗末)包于布袋之中置局部进行热熨,2个布袋交替使用。本法保温时间相对较长。在条件差的情况下,还可用草鞋、柚皮等在火上烤热后垫上一层布在局部进行热熨。总之热熨的用具繁多,可因地制宜,就地取材。

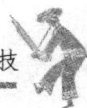

【主治疾病】

本法可用于治疗风寒湿痹、脘腹冷痛等症。临床上可用于感冒、头痛、鼻炎、目内红肿疼痛、瘀血凝结、挫伤岔气、关节疼痛、妇科炎症等多种疾病的治疗。如感冒时鼻塞流涕、头痛、身痛、咽喉肿痛、发热恶寒及时用热毛巾敷头部、口鼻部、胸背部使周身汗出就会起到一定的治疗效果;急性附件炎、盆腔炎、腰腹疼痛、带下量多,采用腰腹部长时间的热熨治疗可使大部分病人不用药而症状减轻,甚至痊愈;一些胃胀腹痛者在脘部采用热熨,可达到胀消痛止的目的。

【注意事项】

(1)本法多用于冷性质的疾病,对于热性质的疾病则不宜采用。以免起到火上浇油的不良后果。

(2)热熨温度要基本稳定,稍冷即换,否则难达效果。

(3)用时须注意勿使温度过高,以免烫伤皮肤。

烘烤疗法

【方法简述】

苗语称为"比叨巴"疗法,是苗族极为普遍的民间医疗方法,湘、黔边境的苗族几乎是家喻户晓,人人皆会。

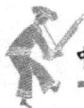

它是人们在生产活动及取火暖身的长期实践过程中逐步形成的经验总结;是一种简单、经济、古老的医疗方法,是农村中随地可取,随时可行的方法。就是用旺火来烘烤身体的一定部位,达到治疗疾病目的的一种医疗方法。

【治病原理】

这种方法来源于远古社会,从人类对火的利用即产生了火对疾病的治疗作用,从而产生了原始的、初级的理疗方法。由于苗族长期在山区生活,交通不便,这种简单实用的方法原始的保留了下来。此法就是通过旺火烘烤使人机体受到热的刺激,同时又接受了火苗的红外线(包括了紫外线)等射线一定量的照射,使肌体经络舒展、气血疏通、痉挛缓解,达到祛湿止痛、祛风除湿、解除疾病的目的。

【操作方法】

"比叨巴"疗法的穴位较大,常取的是一个部位。通常是以人的躯体来划分部位,比如胸前位、背后位、左臂位、右臂位、左臀位、右臀位、左腿位、右腿位(其中腿位又可分膝位、小腿位;手臂位亦可分为肘位、前臂位等;临床多以痛处为穴)。

胸前烤法:解开衣扣,露出胸部,面对火堆缓缓烘烤。

背部烤法:将衣解下反穿,背朝火堆缓缓烘烤。

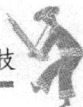

腰部烤法:身体向前略弯、突出腰部烤背。

其他:在患处穴位缓缓烘烤。

【主治疾病】

本法可用以治疗胸闷、气喘、支气管炎、咳嗽、关节炎、风湿性关节痛、腰痛、冻伤、软组织损伤、过度劳累的浑身酸痛。

感冒之胸闷、咳嗽、气促,常取胸前位,烤至微汗,可加烤背部。腰背痛常取背部烤法。软组织损伤常取患部为穴进行烘烤,烤至皮肤发红即可。

风湿性关节炎:取患部为穴,缓缓烘烤至皮肤泛红,同时边烤边搓揉患处。

【注意事项】

(1)"比叨巴"疗法要由远而近逐渐靠近火堆,逐步升温,切不可一下子过热,以免烫伤。

(2)烘烤部位有皮炎、溃烂、出血等情况则不可做"比叨巴"疗法。

(3)发热高烧者不可做"比叨巴"疗法。

(4)在做"比叨巴"疗法过程中如出现头晕、疲乏、失眠等情况应停止治疗,进行观察。

(5)局部温觉障碍者,不宜用此法治疗。

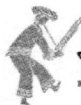

睡药枕法

【方法简述】

对于一些夜经疾病（夜经疾病是苗医对疾病分类中的一类疾病，主要表现在夜晚发作或日轻夜重，如梦游症、多梦症、失眠、遗精等），医生经常会选用本法，一般是根据患者的病情，选用特定的药物装于枕内，从而达到治疗疾病的目的。

【治病原理】

通过后脑与药物的接触和闻取药物的气味，让药物成分进入体内而达到祛毒治病的目的。

【操作方法】

根据病情的需要选择适当的药物装于枕头内（一般多选择芳香性药物为主），患者睡于药枕之上。

【主治疾病】

睡药枕法适用于头痛、眩晕、高血压、神经衰弱等。

【注意事项】

（1）用药要对症方能取得较好的效果。

（2）药枕包裹的厚薄要适当，一般1～2层布即可。

（3）药枕的厚度要符合患者的日常习惯。

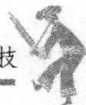

点滴法

【方法简述】

点滴法是将药物制成药汁、油剂或其他液体剂型,直接滴入眼、耳或鼻等腔道内以治疗某些疾病的方法。因本法简便,作用快而在苗疆被广泛使用。

【治病原理】

对于一些腔道疾病,内服药的用量大、时间长、疗效慢,而外用药物可以直达病灶,用量少、疗效快,是值得提倡的方法。如治疗眼、耳、鼻等部位的疾病,能迅速发挥清热解毒、消肿止痛、活血化瘀、收敛祛湿、散翳明目等效果。

【操作方法】

本法一般是采用生鲜药物榨取药汁,过滤备用。用时取药汁滴在患处,每天3～5次。在没有鲜药的情况下也可用干药煎取药液使用。有的药可用菜油、麻油浸泡后点滴(兼有滋润作用)。

【主治疾病】

用于治疗结膜炎、角膜炎、角膜溃疡、鼻炎、中耳炎等。

【注意事项】

(1)不能使用对皮肤、黏膜有刺激性的药物,以免造

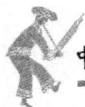

成损伤。

（2）点滴时应选择正确的角度和姿势，使药液能够到达患处并滞留一定的时间。

（3）点滴眼部时要特别细心，以免伤及眼睛。

（4）一般不用酒、酒精等有刺激性的介质作为溶媒。

【相关介绍】

以下介绍几个点滴疗法的单验方。

（1）治中耳炎：①鲜虎耳草捣烂取汁，以汁滴耳，每日3次。对中耳炎疼痛、化脓均有良效。②鲜玉叶金花捣烂取汁，以汁滴耳，每日3次。③取橘子树嫩叶适量捣烂，浸于麻油中，3天后可用。用时取该麻油2~3滴滴耳，每日3次。

（2）治休子：取生石灰1块，加陈醋浸泡，待其反应完全后，取其浓汁点之。

（3）治火眼：用阴地蕨鲜品，捣烂取汁点眼，每日数次。

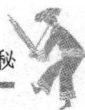

第四章　苗家奇技揭秘

　　本章所介绍的内容是苗医所掌握的一些保密性极高、传奇色彩浓厚或享有较高声誉的一些治疗方法。此类事物可以是一类特殊秘方的应用，也可以是一种医疗技能，大多为苗家不传秘技。例如点打奇术，其杀伤力强，威胁性大，若使用不当则后果严重，故一般不传；退弹术是史上闻名的苗医绝技；毒蛇伤、狂犬病等的治疗是苗医特别擅长、独树一帜的绝活；等等。

❧ 耐打奇术 ❧

【方法简述】

　　耐打术是指对于从事有一定危险性的活动的人，在活动之前预先使用特制的药物，以防止或减轻发生危险（跌打损伤类）时所致的伤害。如战争、村寨冲突、家族冲突、运动、探险等。由于小偷在盗窃时易被发现便会遭到

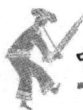

痛打,所以惯偷一般也会备有此类专用药物,故而此药又有人称为"小偷药"。此类药也可伤后使用,功效亦著。

【治病原理】

利用一些具有很强的止痛、疏通筋脉、活血化瘀、健骨强筋的药物组成固定的方剂,以较大限度地减轻遭到击打时所受到的伤害和引起的疼痛,或在受伤后能尽快地恢复。

【操作方法】

耐打药各有秘方,对于药物选择、加工、炮制和剂型的选取都各有讲究,一般以散剂、丸剂、酒剂为多。事先将药物加工制作好,在遇到可能受伤的情况时提前服用(受伤后使用亦可)。药方有单方也有复方,但以复方为多。单方如用八棱麻加工成粉末内服。举一个复方如下:土鳖15克,胆南星15克,血竭15克,没药24克,马前子(微炒)10个,龙骨10克,当归10克,南红花15克,川羌活10克,螃蟹骨10克,净乳香30克,防风15克,金丝毛24克,三七3克,白芷15克,七叶一枝花20克,菖蒲10克,川芎15克,冰片5克,升麻15克。共研细末,装入瓶中备用。用时以老酒(或口水)调成糊状敷伤口。本方作外用一般不能内服,受伤之后使用有奇效。传说是过去小偷们所用的药方。

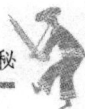

【主治疾病】

主要用于跌打损伤、钝器击伤、殴打致伤的预防和治疗。

【注意事项】

(1)根据需要选择适当的剂型,便于疗效的充分发挥。

(2)根据预防和治疗的需要选择服用时间。

(3)对含有有毒性药材的药剂,其用量要慎重掌握,以免过量引起中毒。

【相关介绍】

民间秘传特效伤药颇多,现收录几个比较有代表性的秘方介绍如下。

方1(强盗水):取活癞蛤蟆1只(最好背上有麻点),大蒜头适量。用麻绳捆住癞蛤蟆后腿,把多枚大蒜头塞入其口内,封住其口以免掉出。倒悬3天,让癞蛤蟆自然死亡。取出大蒜头后埋入湿土中,见其出苗后挖出晒干备用。

临用时取蒜头1片含于口中,据称能任人殴打而不伤、不痛。本药只能用1片,口含不能吞下,多用或吞下均会致中毒。

万一中毒可用下法解之:

生姜20克,捣烂绞汁,兑浓茶水或白糖水灌服。

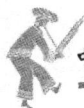

方 2(起死回生还魂仙丹):当归 25 克,泽泻 25 克,川芎 10 克,桃仁 10 克,丹皮 10 克,好苏木 10 克。

用白酒及水各 1 碗,煎至半碗服之。头伤者加藁本 5 克;手伤者加桂枝 5 克;腰伤者加杜仲 5 克;肋伤者加白芥子 5 克;脚伤者加牛膝 5 克。据称凡遇到跌打损伤重症,虽气已绝,亦可用此方煎汁,撬开牙齿灌下,只要药水入腹,便可起死回生。

方 3(耐打散):土鳖虫 15 克,自然铜 15 克,乳香 10 克,血竭 10 克,麝香 2 克,朱砂 10 克,巴豆 3 克(去油)。共研为细末,瓶装备用,勿令泄气。

凡遇跌打损伤严重、断筋断骨,甚至休克欲死者,服用能见奇效。本药可内服也可外用,接骨、接筋或消肿止痛用酒调药末包敷患处,外伤出血以干药末包敷患处,遇重伤或休克患者可取 15 克以白酒或童便送服(或灌服)均可获良效。

方 4(耐打酒):草乌 10 克,乳香 2 克,琥珀 8 克,红花 15 克,没药 12 克,甘草 10 克,丹皮 12 克,杜仲 10 克,天花粉 10 克,牛膝 10 克,当归 10 克,骨碎补 10 克,血竭 10 克,肉桂 10 克,土鳖 10 克,三七 5 克,木香 12 克,羌活 10 克。用白酒 1 千克浸泡制成药酒。

本药酒主要用于局部外伤,用棉花蘸药酒搽伤处。对于跌打损伤严重者,外用与内服同时进行效果更好。

内服的方法:可在混合的药粉中取 5 克用米酒送服,也可取药 1 剂用酒、水各半煎汤内服,如得童便调服效果更佳。

退弹奇术

【方法简述】

退弹术,即在人体中弹,弹头、弹片滞留体内时,不用手术,只通过用药外敷即可使子弹沿进入路径退出的治疗方法。本法因作用奇特而被传为神技,但确有其事。不仅在我们所进行的苗族医药调查中有不少苗医亲自使用过,而且一些古代医籍中都对"苗人"的这一奇技做了相应的记载,特别是北洋政府总理熊希龄留下的诗句"子弹无足退出,全凭苗医华佗功"是这一奇技的真实写照,并使之名扬天下。

苗医擅长治疗刀、枪伤与其民族特殊的历史背景有关。苗族作为一个具有反抗精神的民族从远古到明清一直都是被统治者不断征讨的对象,"三十年一小反、六十年一大反"已成为苗族反压迫不断出现起义的历史写照。由于长年的战争必然会产生大量的刀箭伤,使得苗医在这方面的经验尤其丰富。其拔子弹也来源于古代拔箭矢的治疗方法,是属于治毒九法中拔毒法的范畴。在贵州、

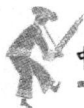

湖南、广西等地都有能通过用药而使在身体内的子弹或异物退出体外的记载,其方法主要是采用外用药物包敷,必要时配合适当的内服药物。由于本法能够免除手术痛苦,方便快捷,经济实用,具有深入研究的价值。

【治病原理】

苗医在长期的医疗实践中创造出了对疾病的各种治疗方法,其中治毒九法中的拔毒法就是通过物理作用或药物的作用将毒素从体内吸拔出来的方法。子弹、箭镞、芒刺等进入人体的异物都是毒源,会导致局部的疼痛、肿胀,甚至会引起全身症状和感染。因此苗医采用拔毒的方法,通过特殊药物的作用让异物从原路径退出体外,使毒源被除,伤痛得愈。

【操作方法】

对于受到异物入肉之类的伤害,首先要查验伤口,探明异物进入人体的部位和方向。此类伤害多伴有出血,如有流血不止的情况当先进行止血,血止后方可进行拔毒治疗。将所制的拔毒药捣泥(主要是以蓖麻子、地牯牛、桐油等为主药)外敷,以棉纱覆盖,胶布或绷带固定,每日1换。一般24~35小时异物会退至体表,用镊子取出取尽,然后在伤口上换上正常的治伤药使伤口尽快愈合即可。

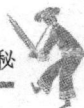

【主治疾病】

主治子弹、弹片、火枪铁砂、箭矢、铁钉、刺类等异物所伤并滞留体内。

【相关介绍】

此类药物在苗族民间有比较广泛的使用,虽在秘方的配伍和用法上有一定的差别,对于不同的异物也有一定差异,但主要成分和作用基本相似。特收录以下几个拔弹秘方供读者参考和研究。

方1(主拔子弹、铁钉等):土狗崽3只,地蜗牛5个,老南瓜瓢子30克,蓖麻子24克,婆儿针15克。共捣烂,敷伤口。

方2(主拔子弹):鲜南瓜子3克,蓖麻子(去壳,每个伤口1.5克),赤石脂4.5克,倒推车(滚屎虫)3只。共研为细末,敷伤口。子弹拔出后用如意金黄散外敷。

方3(主拔铁砂):蟋蟀10只,土狗崽6只,红蓖麻子10粒,砂姜粉30克,倒推车6只,白糖30克。共捣为泥,加猪油调膏,外敷伤口。20~28小时后可将铁砂拔到体表,用针挑出。挑出铁砂后再用南瓜藤或南瓜瓢煎水服。如伤口流水可用丝瓜叶捣烂外敷。

方4(主拔炮弹片、子弹):土狗崽7只,捣烂后敷伤口,使伤口放大,再用倒推车5只捣烂敷伤口,弹片、子弹自会退出。

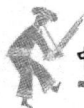

点毒奇术

【方法简述】

苗家点毒奇术实质上是一种武术技能,用于敌对情况的搏斗,在短时间内重创敌人或置敌于死地的方法。表现为看似漫不经心的点击或轻拍对手一下,就会导致对手很快中毒,倒地不起,甚至死亡。掌握此绝技的人,能造成敌对方极大的心理恐惧,也被作为一种放蛊方法。由于本法的核心是一种医药手段,而且应掌握相应的救护方法故在此作介绍。自古以来苗家医药一家,医武一体,点打术就是以医药为基础的一种武学功夫。传说之中,点打功夫,神乎其神,凡被点打之人,如中邪一样,昏迷不醒,短则 1 ~ 2 小时,长则 2 ~ 3 天,就会死亡。因为其毒性太强,一般不轻易相传。笔者出于揭秘和提供研究者参考以及防治的需要而对本法作简单介绍。

【基本原理】

本法实际上是一种放毒方法,也可称为放蛊术之一。主要是使用毒剧药物拌和一些易刺破皮肤的细刺状物或刺激性强的药物,在接触人体之后细的刺状物或刺激性强的药物刺透皮肤,而毒药随之进入人体,导致人体很快中毒。

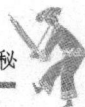

【基本方法】

本法的关键是药物的制备。本法以蛇毒为主,所用的毒又可分为火毒(血液毒)和风毒(神经毒)两类。以下介绍《苗家实用药方》中记载的两种毒药及解毒药的制作和使用方法。

1. 风毒法

药方:一条银环蛇的全量蛇毒(指一条蛇一次能够挤出的全部毒量),斑蝥 5 克,密陀僧 25 克,水蛭 25 克,铜绿 0.5 克,共研为极细末,用茶色瓶装好备用。

用法:临用时取药末少许于手心中,拍击对方任何可直接接触皮肤之处均可达到目的。

中毒表现:凡被风毒点打者,起先是局部麻木,渐至全身瘫痪无力,听力失常,呼吸困难,嗜睡等。如不及时治疗则在两天内可能死亡。

解救药方:七叶一枝花 25 克,八角莲 25 克,五灵芝 25 克,威灵仙 25 克,独活 15 克,桂枝 15 克,吴茱萸 15 克,甘草 60 克,绿豆 50 克,银花 50 克,共煎后加麝香 1 克,频频灌服。

2. 火毒法

药方:一条五步蛇的全量蛇毒,斑蝥 5 克,密陀僧 25 克,水蛭 25 克,铜绿 0.5 克,蜂刺约 200 根。共研极细末,用茶色瓶装好备用。

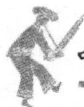

用法:临用时取药末少许贴在手掌内侧,拍击对方任何部位(接触皮肤)即可达到点打目的。

中毒表现:凡被火毒点打者,可见局部肿胀、发疱、出血,被点打部位的瘀斑、青紫更明显。如不及时治疗则在3小时之内可能死亡。

解救药方:制附子25克,干姜15克,吴茱萸15克,细辛10克,茯苓15克,党参25克,仙茅15克,桂枝15克,山慈姑15克,青木香15克,甘草10克。浓煎后加麝香0.6克,牛黄0.6克兑服。

【主治应用】

本法仅用于抗暴和极特殊情况,切忌滥用。

【注意事项】

(1)用药前要先服解药,用药后迅速洗手。

(2)非敌我矛盾,或不希望对方在3小时内死亡者,五步蛇毒用半量,同时去蜂刺,银环蛇毒用半量。

(3)五步蛇毒用半量者,中毒后必须在6天内服用解药,否则无救。中银环蛇毒者,如中全毒必须于两天内服用解药,半量者必须于15天内服用解药,否则无效。

(4)此药只用于防身抗暴,不可滥用。

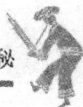

隔喜术

【方法简述】

在当今的计划生育和优生优育年代,如何选择适当的避孕方法以免除服用避孕药带来的各种不适和不良反应是很有意义的事情。苗族在长期的生活实践中积累了不少草药避孕的方法,有短期、中期、长期之别,甚至可以终身不孕、不育、不生。这对于一些身体有严重疾病,如癫痫、心脏病、严重肺病等,或对于一些已经生育子女,不想再生育的妇女来说,无疑是一种良好的方法。在苗族习惯中怀孕是喜事、好事,除特殊情况外一般并不要求阻止,所以这类方剂要求保密而不轻用。对于确需使用的情况,其意为将喜事隔开故名"隔喜药"。对这类药和方的深入研究在当今社会具有现实意义。

【治病原理】

这类药物都是在苗家长期的应用实践中发现和积累的,由于方剂较多,各方的原理亦不尽相同。也正因为是经验积累所以尚需进行深入研究与科学验证。

【操作方法】

隔喜术一般是采用内服药物的方法达到隔喜目的,

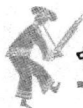

由于传承不同,其使用方法也各异,一般较多的方子是要求在月经净后使用。隔喜药有短期、长期和不生(绝育)之别,可根据需要选择使用。以下介绍一些用于隔喜的药方供有志于深入探索者参考。

1. 短期隔喜药

短期隔喜药一般是指用药后的避孕期在 1 年以内。

方 1. 柿蒂 60 克。煎水内服。于月经干净后连服 3 天,每天 1 剂。据介绍用后可避孕 1 年。

方 2. 白杨树根 60~100 克,蓝映山红根 60~100 克。在月经干净后连服 3 天,每天 1 剂。本方可致当月不孕。

方 3. 散血莲 30 克,七叶一枝花 30 克,八角莲 30 克。月经期以 3 味药磨汁内服。据介绍服 1 次可避孕 8 个月。

方 4. 棕树籽 5 粒,紫竹根 60 克,白酒 30 毫升。经期后服用,连服 3 天,每日 1 剂。据介绍可避孕 1 年。本方还可致流产。

2. 长期隔喜药

长期隔喜药一般是指避孕 1~5 年的药方。

方 1. 红浮萍 30 克,红油菜籽 60 克,桃仁 10 克,红花 10 克。共研末,和蜜为丸,每丸重 3 克。月经尽后服用 3 天,每天 2 次,每次 2 丸。连服 3 个月。据介绍可避孕 3~5 年。

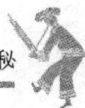

方2. 松竹荪(即松树尖,截取约15厘米长为1支)9支,白茅根30克。月经净后水煎服1次,连服5个月。据介绍可避孕3年。

方3. 箭叶岩托30克,雄蕨叶一枝蒿10克。用米酒泡服,女方月经后开始首服,男方亦服。相隔10天1剂,连续服3剂。忌茶、酸、冷、鱼、肉。哺乳期忌服。可较长时间避孕。

3. 绝育药

又称不生药,指服后能超长期避孕,甚至终身节育。

方1. 猫胡子花根皮100克(干品30克),茶叶10~15克。水煎,于月经来潮时第二、三天服用,连服3个月或产后1周内服2次,待月经来潮后再服2个月。

方2. 铁箭岩陀籽15克,火麻仁30克。共研末,月经干净后,开水送服,每日1剂,连服2~3剂。

方3. 以油菜籽一茶杯,水煎服,月经干净后服1次,连服3次可绝育。

方4. 豇豆7根(15克),生姜3克。在产后未满月前,水煎以酒为引内服。

【注意事项】

根据具体的方剂确定,但一般情况在用药期间都忌同房。

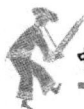

狂犬病疗法

【方法简述】

狂犬病是经常困扰苗族地区的一种"恶毒"性传染病。一般情况是不治之症。现代医学可采用注射狂犬疫苗来预防本病的发生,大大降低了本病的发病率,但如果已发作,则现代医学也是束手无策,是国际性的难题之一。在农村,医疗条件和经济情况较差,而狂犬病时有发生,对村民生命极有威胁。苗医在长期与该病抗争的历史中总结出了不少经验,有一些特殊的方法,据称有不少发作后治愈的例证,值得深入探究。

【治病原理】

苗医理论认为,本病为恶性风毒所伤,属三毒中的"恶毒"(三毒为毒的3个层次,即积毒、雄毒和恶毒,后者最严重、最危险),在治疗上要选用特殊药物以清毒和攻毒为主来治疗。苗医在治疗狂犬病方面有比较丰富的经验,常用的药物有黑竹根(苗医谓之疯狗药)、凤尾蕨、细金鸡尾蕨、荞子菜、长蕊杜鹃、开喉箭、山慈姑、千年矮、马桑根、瘤枝卫矛、红蝉、红娘子、大斑蝥、小斑蝥、青娘子等。多为清热解毒、散血止血、镇惊攻毒之品。

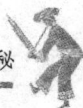

【操作方法】

在本病的治疗上最好能尽早进行伤口处理,服用预防发作的药物。若病发作后也可选用药物治疗。

1. 伤口处理

被狂犬咬伤后当立即进行伤口处理,一般是吸毒血法,防止毒素大量进入人体。无论是否出血都要用手把伤口的皮肤向伤口挤压,直到伤口中流出鲜血为止;如挤不出鲜血时,就用口在伤口处用力吸拔,通常都会吸出鲜血。根据苗家经验,开始流出的血液是黑色的,那是有毒的"毒血"。不管黑色的血液有多少,都要吸出来,直到流出的血液是红色时为止。也只有到这时,才能够止血、包扎、上药或固定。

2. 预防发作

生半夏3粒,研为细末,米汤冲服,每天2次,连服3天(如有舌、喉肿大等中毒现象,可嚼服生姜解毒)。

3. 药物治疗

以下列举几个苗医验方供参考。

方1. 用黑金竹或紫金竹之根100克,马桑尖7颗(1颗有中指第一节长)煎水服,蚕豆叶汁搽患处(马桑尖有毒,慎用)。

方2. 乱头发(菪草)适量。捣烂,于病者的头顶(百会穴)针刺放1滴血后,再用药敷患处。

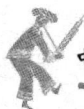

方 3. 斑蝥取头朝下者去头、脚、翅之后焙干,研末,成人服 1 个,小孩服半个(有大毒,慎用)。

【主治疾病】

主治狂犬咬伤。

【注意事项】

在有条件的地方发生被犬咬伤的情况后,最好是注射狂犬病疫苗,防止疾病的发作。

【相关介绍】

狂犬是引发狂犬病的主要传染源,我国 80% ~ 90% 的狂犬病是由狂犬伤人所致,狂犬病的死亡率为 100%。有人说,狂犬猛于虎,这话一点不假。据世界卫生组织(WHO)报道,全世界每年死于狂犬病的人数高达 5 万 ~ 7 万。大多数受害者是发展中国家的民众。我国的狂犬病发病例数仅次于印度,居世界第二位。近年来,我国狂犬病流行疫情一直处于上升趋势。据报道,我国狂犬病发病例数 2001 年为 887 例,2002 年发生 1 191 例,上升 34.27% ;2003 年发生 2 037 例,上升 71.03% ;2004 年发生 2 651 例,上升 23.3% ;2005 年发生 2 548 例,下降 3.5% ;2006 年 1 ~ 9 月全国狂犬病例数 2 254 例,与 2005 年同期相比,增加 29.2%。

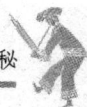

毒蛇伤疗法

【方法简述】

苗乡多山,在山高、林密、草丛之处,往往多蛇。夏秋之季,蛇类活动频繁。如在山林中、草丛边劳作,须十分小心,这些地方多是毒蛇猛兽出没的地方,虫、兽、蛇伤在所难免。如不慎被蛇咬伤时,苗家人常用的治疗毒蛇咬伤的方法,也成就了苗医在这一方面的独特技能。如在台江、雷山、榕江、剑河、融水、湘西一带的苗医许多都有治疗毒蛇咬伤的秘方和手法,且疗程短、见效快,成为苗医的绝技之一。其方法一般是先吸拔毒液,然后用鲜药外敷,再结合内服解毒之药,通过多管齐下的方法来达到治疗目的。著名的凤凰蛇药也是苗医对医学上的贡献。由于传承不同而各地的方和法各异,且根据蛇的种类不同所选用的药物又可能有所区别,故其内容十分丰富。

【治病原理】

毒蛇咬伤主要是因为毒蛇的头部有毒腺,能分泌大量的毒液,在伤人时通过毒牙将毒液释放进入人体而致人体中毒,故在治疗时一般是先吸拔毒液,尽量减少进入人体的毒液,然后用鲜药外敷,结合内服解毒之药,清除残留毒素和消除症状来达到治疗目的。毒蛇的毒性一般

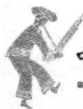

分为 3 种,即风毒、火毒和混合毒,分别简介如下。

风毒(神经毒):主要包括金环蛇、银环蛇及各种海蛇的蛇毒。主要症状为:伤口起初不红不肿,也不甚痛,往往只有麻木感和微痒感;1~4 小时后出现头昏、眼花、视物不清或复视,嗜睡,咽部有异物感,呕吐或腹泻等。重症嘶哑失声,瞳孔放大,面无表情,呼吸困难,口吐白沫,肌肉抽搐,全身瘫痪,休克,常因呼吸麻痹和循环衰竭而死亡。治愈后一般无后遗症。

火毒(血液毒):五步蛇、竹叶青、烙铁头及蝰蛇的蛇毒属于此类,主要症状为伤口流血不止,疼痛难忍,肿胀向上发展很快;皮下出血形成瘀斑;还会出现水疱、血疱,组织坏死和溃烂;有尿少、尿闭、大小便带血及胸腹腔出血和心脏损害等症状。病程及危险期较长,有反复,5~7 天后还可能发生死亡,常会造成局部坏死、溃烂及内脏后遗症。

混合毒:兼有两种毒素和相应的症状,眼镜蛇、眼镜王蛇、蝮蛇的蛇毒属于此类。其中以眼镜王蛇的毒液多而最危险。

【操作方法】

毒蛇伤的治疗程序一般是检查、清洗、排毒、拔毒、捆扎和用药这几个步骤,现分述如下。

(1)检查:首先检查伤口,观察是否为毒蛇所伤,受伤

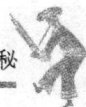

的部位,伤口的大小,有无毒牙残留、肿胀程度,等等。

(2)清洗:可用清水、盐水、冷开水、双氧水、高锰酸钾等,根据当时的条件使用相应的液体把伤口清洗干净,拔出残存毒牙。

(3)排毒:用小刀切开伤口(两毒牙所刺伤口之间,纵轴,0.5 厘米深,0.6 厘米长),挑破水疱、血疱,沿结扎处往下推挤让毒液流出。流血不止者无需切口。

(4)拔毒:用吸球、负压罐或口吸(口腔完好无损者),尽量拔出毒液。洗净创口,可盖上消毒湿巾。紧急情况下急解小便,淋在蛇咬伤处,不仅可以清创,也有一定的解蛇毒作用。

(5)捆扎:急用藤条、腰带,在伤口上方 30 厘米左右扎紧,以防蛇毒向上走窜。捆扎的要点:轻重适度,能感受到动脉的脉动为止,15～20 分钟放松 1～2 分钟,以防止血液供应不畅引起肢体坏死。

(6)用药:内服、外用药物,注意勿堵塞伤口。常用药物:七叶一枝花、蛇倒退、半枝莲、白辣蓼、天南星、马兜铃、八角莲、黄独、瓶尔小草等。

【附方】

方1. 骚羊古、仙鹤草、半枝莲(佛指甲)、垂盆草各适量。先用火罐拔出伤口毒液,再取上药捣烂,兑米酒,外敷肿胀部及伤口四周,用棕皮包好(用纱布更好)。另用

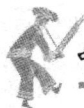

骚羊古根 9 克,煎水内服,每日 3 次。如果伤口感染化脓、溃烂,可用炉甘石、轻粉、冰片各等量,研末撒在伤口处。献方者曾用此方治疗 100 余例毒蛇咬伤患者,均痊愈。

典型病例:某某,男青年。被蛇咬伤右下肢踝关节处,因未及时治疗,以致感染,整个小腿溃烂,能部分见骨,流黄水,并肿到大腿。用本方治疗,30 余天痊愈。

方 2. 独脚莲、红指甲花秆各适量,八角莲 9～15 克。将独脚莲、红指甲花秆共捣烂,敷伤处,留口。同时用八角莲水煎内服,每天服 3 次,每天 1 剂,连服 3 天。如伤者心区痛,手足冰凉,可用肉桂、广香、丁香、甘草、朱砂莲及苏木各 2.5 克,沉香 1 克,水煎内服。

方 3. 一枝黄花 1 株,雄黄、大蒜适量。用上药加桐油或甜酒适量,共同捣烂成糊状,外敷伤口周围。

方 4. 豨莶草、六月雪及辣椒各 1 份,水慈姑草(长瓣慈姑)、蛇倒退及青蒿各半份,小过路黄 2 份。将上药捣烂,加入 75% 酒精适量,调匀。先用瓷瓦针刺破伤口周围,用火罐拔出毒液,再将上药敷于伤口周围,用纱布包好。药干时用酒浸润,每天换药 1 次。同时将上药共研末,调醋外搽肿胀处;也可将上药水煎,每天服 3 次,每天 1 剂。

方 5. 徐长卿根适量放口里嚼绒后敷伤口周围。本

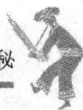

法献方者介绍曾治疗 10 例,全部痊愈。中毒轻的用药 1
次痊愈,重的 3 次痊愈。

方 6. 独脚莲、半边莲各 2.5 克,雄黄少许。将上药
捣烂,敷于肿胀部及伤口周围;同时用上药水煎,每天服 3
次,每天 1 剂。一般于 3~7 天痊愈。本方对烙铁头毒蛇
咬伤效果较好。

【主治疾病】

主要用于毒蛇咬伤。

【注意事项】

若自救无效,应迅速去医院治疗,以免贻误救治
时机。

【相关介绍】

(1)特殊情况下,还有以下一些苗医紧急处理毒蛇咬
伤的经验可供借鉴。①用随身携带的火种,如火柴、打火
石、火链等,把身边的木柴点燃,用点燃的木柴炭火,烧伤
口处,可破坏蛇毒。②如在家中,急取大红辣椒,生食 10
余个(要如指长者,不用圆小者)。凡被蛇咬伤中毒之人,
不但不知其辣,反而觉得甘美。更以数枚红辣椒嚼烂,敷
咬伤处。少顷,皮肤起泡,挑破流水,用净布揩之,任其水
流净,可解毒定痛。③用便壶中污垢一块,研末,以津调
匀,涂伤口上,解毒甚效。

(2)苗医预防毒蛇咬伤法:如到有毒蛇的地方去做农

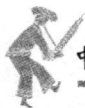

活时,可在身上佩戴大蒜头、雄黄,或在脚上涂抹草烟油（俗称烟屎）,就可以防止毒蛇咬伤。因为毒蛇对大蒜、雄黄、草烟的气味极为敏感,凡闻到这几种气味,就会避开。

有的苗医采用在鞋上涂抹敌敌畏的方法来驱逐毒蛇。

辟谷术

【方法简述】

辟谷从现象上看,就是数天、数十天乃至更长的时间不进食物,而进行辟谷之人仍然精力旺盛,体力充沛,身体健康。从历史上看,苗族与道家的渊源极深,道教对苗族的影响很大,辟谷便是古人（主要是指道家）幻想成仙的一种修炼方法。辟谷分为服气辟谷和食药辟谷两种。道教认为,人食五谷杂粮,要在肠中积结成粪,产生秽气,阻碍成仙的道路。故"辟谷"又称"却谷""断谷""绝谷""休粮""绝粒"等。最早是庄子在《庄子·逍遥游》中提出的,其中所描写的"不食五谷,吸风饮露"的仙人行径,乞求达到不死的目的。另外《黄帝内经》云:"百谷之食土地精,五味外美邪魔腥,臭乱神明胎气零,哪从返老得还婴?"认为人体中有三虫（三尸）,专靠得此谷气而生存,有了它的存在,使人产生邪欲而无法成仙。因此为了

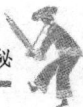

清除肠中秽气及除掉三虫,必须辟谷。现代医学经过临床等多方面的验证,已经将其演化为大众可行的一种保健方式。

【治病原理】

在苗医传统养生理论中,人体的生成、发展、变化和转归的三大要素是搜媚若(能量)、各薄港收(物质)和玛汝务翠(结构),三者形成相资、相制的动态平衡关系。若一方过度突出将打破这种平衡状态而致人体出现病变。比如,当人体摄入过多的食物,将会加重肠胃负担,不仅不能吸收和利用好营养精微,反而会消耗大量的搜媚若,形成一些不利于健康的物质存在,依据苗医"适量为养,过度为毒"的理论就认为产生了有毒物质。当此之时,应采用辟谷方法来减轻肠胃负担,并逐渐消除体内多余物质使人体恢复健康状态。此外,苗医理论认为人体的气作为第一要素,在普通人体中主要是惠气在发挥作用,其来源为先天所有,而后由摄取的饮食精微生化以得到强化和补充。但人体中还存在另一类气——灵气,其功能更加强大,往往具有一些超能力的作用,只不过未经长期训练的人是没有足够的灵气且不能调动灵气的,如气功所发挥出来的特殊能力。而灵气的最佳来源是直接摄取天地间的优质萃气(自然界中的空气)进行转化,以避免食物转化所带来的污秽之物。而通过辟谷并进行修炼是

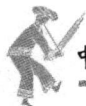

强化和获取调动灵气的有效方法被称为谷气,也是得道的重要途径。

但是辟谷疗法也不是什么病都治,什么人都适合修炼,它也有其适应范围。另外辟谷疗法的采用还要看患者的先天素质,根据古老的理论要看小肠的节数,在方法上要看能不能纳住气,据统计大约有3%的人是不适合使用这种方法的。

在当今社会普遍营养过盛及美容、美体的需求,辟谷法可能会发挥较好的作用,但尚需深入研究和认真总结,并结合科学的方法进行实践后方能推广使用。

【操作方法】

辟谷方法虽然各有不同,但归纳起来,不外"服气辟谷"与"服药辟谷"两大类。

(1)"服气辟谷"即以服气与辟谷相配合,并以服气为基础,通过服气达到辟谷的目的。具体说法不一,有的主张服气之初,即行辟谷,饥时饮一两盏胡麻汤或酥汤,或一两杯酒,渴时唯饮清水。有的主张服气之初渐减食物,每日减食一口,递减至10日而全断。有的主张不强行辟谷,待服气功深,至3年后,便会自然断谷。至于食气之法的实施则是各有特点,都是如何摄取天地之气的修炼方法,与古代汉人炼气的方法相似,如《抱朴子内篇·杂应篇》载有食十二时气法、食岁星气法、食六戊精气法、思

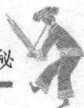

神食气法等。

（2）"服药辟谷"即用服食药物以代替谷食。可选用的药方甚多,有取高营养而消化慢的豆、枣、胡麻（芝麻）、栗、酥及茯苓、黄精、天门冬、白术、人参、蜂蜜等配伍,制成丸膏,于断谷后口服 1~2 丸,以代谷食。有取高营养而难消化之物配方,一顿饱餐后即绝谷,可辟谷很长时间。又有作美食饱餐一顿,再服药以养所食之物,据说可辟谷 3 年。

【主治疾病】

这种疗法可以极大地减少饮食,减少"物性"给身体带来的影响,因此就具有清理功能及排毒作用。另外辟谷疗法还可以激发人体灵气的产生,古代称为天一之水,因此就具有调节功能和增强免疫作用。一般来讲,用于养身和治病多采取短时间的辟谷和间隔性的辟谷,用于修道之人则多采用长时间的辟谷。

适应范围:凡是符合以上两种治疗功能的疾病都适合辟谷疗法的治疗。

（1）代谢性疾病,如糖尿病、肥胖症、高脂蛋白血症等。

（2）消化系统疾病,由于饮食而导致的疾病,如脂肪肝、肠胃的某些疾病等。

（3）肾部疾病（因可激发肾间动气）,如慢性肾炎、水

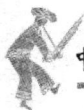

肿等。

（4）循环系统疾病（利用其清理功能）。

（5）免疫功能紊乱性疾病及病毒性疾病（因可增强人的免疫功能）。

（6）修道之人。

点穴术

【方法简述】

苗族医药的特点之一是"医武一家"，点穴法源于苗族武术中的点穴击技，是一种既可伤人又可救人的方法。在医疗方面的应用可见医生用手指或筷子等简单器具，并结合一定的手法在患者的穴位上进行点击达到治疗疾病的目的。

【治病原理】

苗医认为对于一些特殊穴位的重手法点击可以迅速达到疏通筋脉、舒展关节、通气散结以治疗疾病的效果。并且认为，在人体的血脉中，血有血头，而找准血头也是治病的要点。血头按不同的时辰进入不同的穴道，并总结出"子时血入心臆穴、丑时血入朝阳穴、寅时血入井泉穴、卯时血入山根穴、辰时血入无心穴、巳时血入风头穴、午时血入中原穴、未时血入蟾宫穴、申时血入凤尾穴、酉

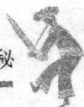

时血入并地穴、戌时血入肾根穴、亥时血入空井穴"的运行规律。

【操作方法】

苗医按照其总结出来的重要穴位及其所主疾病的规律取穴,并用手指或筷子、牛角等简单器具进行点击,或根据血头的循行规律点穴。其既是治疗一些疾病的常用手段,也是解除被敌方点穴所伤的最为有效的方法。许多内容还有待更加深入的调查和整理。

【主治疾病】

本法可用于跌打损伤、风湿疼痛、头痛身痛、脘腹疼痛等许多种病症以及被人点穴所伤的治疗。

【注意事项】

(1)本法一般要通过师父的亲传身教和经过特殊的训练者才能施术。

(2)选穴要准确,手法的轻重要适当。

减烫术

【方法简述】

苗医有一种减轻因烫伤所致疼痛和伤害的办法,如在被烫后立即摸捏耳部,口中默念咒语,一般的轻度烫伤就会明显减轻或消失。

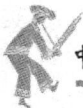

【治病原理】

从现象上看,基本上属于一种心理方面的安慰性治疗,事实上却并非如此简单。虽然念咒语起不到实质上的止烫作用,但摸捏耳部止烫是有科学道理的。现代医学证明,人的耳垂部位有个"麻醉点",对于烫伤之类的疼痛和不适确有比较明显的效果。

【操作方法】

当受到水火烫伤时,用手摸捏耳垂。一些苗医要配合咒语使用。

咒语:"烫脸烫手,烫顶罐烫榷,烫你不要烫我。"说完立即用手摸捏耳朵,反复几次。

【主治疾病】

主要用于轻度水火烫伤。

【相关介绍】

减烫术方便而实用,但主要用于烫伤不重的情况。实际上,苗医在治疗烧烫伤方面多用药物治疗,并创制了许多功效显著的秘方、验方,对于较大面积的烧烫伤无需作无菌隔离,不仅不会引起感染,而且康复速度快,多不留疤痕,值得深入研究。下面介绍几个治疗烧烫伤的单验方。

方1. 钓鱼竿为细末,先用鸡毛给伤处抹菜油,再撒上药末。

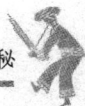

方 2. 岩川芎（岩黄连）、八月瓜根、钓鱼竿、麝香共碾末，以米汤调成糊状，用棉签蘸药涂患处。

方 3. 强盗九杆子碾末，先于烫伤处淋些煤油，然后撒上药末。

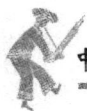

第五章　苗家秘传治心术

　　本章介绍的内容是苗族民间既非内治又非外治,而是以意念、宗教仪式、咒语、画符等方法为表现形式的治病方法。此类方法多带有浓厚的巫术色彩,因为结合了苗族的宗教和传统观念,会起到一定的心理治疗和"安慰剂效应",其方法离奇而往往被传为神技。主要有化水术、禁咒术、抽箭术,等等。此类疗法多由巫师或兼有巫师身份的医者来执行,在苗医中巫、医兼行者屡见不鲜,是苗族巫、医结合特点的具体体现。以下介绍一些常见的方法。

化水术

　　在苗族民间,化水治病是一种颇为神秘的方术,行术者一般不用药物,也不触及病人,而是在一系列仪式中手端清水1碗,口中念念有词,用香、纸在水面上空画,然后

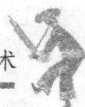

将此水喷于患处或让病人服下，或置于某处而达到治病目的的方法。化水法有封刀水、接骨水、雪山水、藏身躲影水、卡子水、肚痛水、捉蛊水、催生水、安胎水、封尸水等，用途各不相同。如封刀水用于开刀止血，接骨水用于接骨止痛，雪山水用于烧烫伤退火止痛，藏身躲影水用于巫医本人的自我保护，卡子水用于鱼、骨刺卡喉，肚痛水用于不明原因的急暴腹痛，捉蛊水用于蛊病的治疗，催生水用于难产不下，安胎水用于胎动不安，安神水用于狂躁及精神分裂症，而封尸水则用于保存死尸，等等。在田兴秀所著的《苗族医药学》中有一段关于著名苗医龙玉六化封尸水的记载："龙玉六继承'封尸'奇术，凡经过他封过的死尸，可长时间不烂不臭。民国某年夏季，其邻居麻母逝世，因信迷信，需屯尸半年，待良辰吉日葬。经龙玉六'化水封尸'，尸体逐渐干枯，未腐未臭，腊月方才入葬。1986年，花垣县卫生局局长吴某、防疫站站长朱某等人，特请龙玉六作'封'鸡尸防腐试验。将形体相似的甲、乙两只母鸡缢死，生拔去毛，各用同样木盒盛装。甲鸡尸请龙玉六'化水封尸'，乙鸡盒不'封'，以作对照。在平均21℃气温的条件下观察10天，然后当众开盒验证。经过'封尸'的甲鸡尸体完整无缺，色泽如初，无腐无臭；未经'封尸'的乙鸡尸皮肉全腐，溶解变黑，骨架败露，异臭难闻。吴局长在鉴定书上签了字，证明这次'封'鸡尸试验

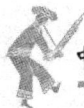

有防腐奇效。"

化水术一般是施术者先要焚香烧纸以敬神请师。然后取水 1 碗,凝神定志,口中默念咒语并用手指或香纸在水碗上或患者身子上空画字讳,心中调动意念,然后将所化的水喷洒在患部或有关部位或令患者服下,或将水碗置于特定地方。从表面上看方法比较简单,只要知道咒语和字讳谁都能够操作,以此治病难以令人信服。但据施用这些方法的水师介绍,使用此类方法必须经过长期的训练和满足有诸多禁忌方能有效,其深层次的内涵还有待进一步的探索。以下介绍我们调查中得到的一些化水术的内容,仅供读者参考。

1. 腹痛水

【功能】

解痉止痛。

【适用病症】

急暴腹痛、急性胃肠痉挛。

【操作方法】

施术者在焚香烧烛请师以后边念咒语,边做动作,边画水碗,喷上 1~3 口水于腹部,连续 3 遍。

【咒语】

抬头望青天,师父拉伯唐吉枪,关起师父在身边,我一抓肚肠,二抓软斗,一抓一好,二抓二好,三抓邪魔,杂

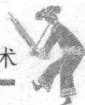

神野鬼,要退不退,若还不退,五百蛮雷急急降得灵,奉请师父,吾奉太上老君急急如律令——轰!

年退月退日退。

【来源】

松桃唐贵伍苗巫医。

2. 卡子水

【功能】

消骨化刺,利咽通喉。

【适用病症】

急性异物如骨刺、鱼刺、竹、木、铁钉等哽于喉中,吞之不下、吐之不出者。

【操作方法】

施术者在焚香烧烛请师以后边念咒语,边做动作,边画水碗,念5遍画5遍,最后一次用字讳封碗,然后让患者将所化的水服下。

【咒语】

画个圈圈师父在身边,画个圆圆师父在眼前,弟子叩请师父×××,差言请师父添言,差语请师父添语,吞骨丹,化骨丹,是骨化成灰,五龙归大海,铜钉铁钉,一律磨成水吞,铜钉化成灰,铁钉化成水,是骨化成灰,五龙归大海,吾奉太上老君急急如律令!

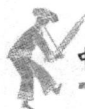

【字讳】

见卡子水字讳图1、图2。

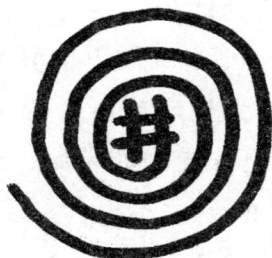

【来源】

松桃余世福祖传。

注:此法需香纸,此水不仅可化喉中异物,据称还可用于表演吞服竹木竿寸余长,安然无恙。

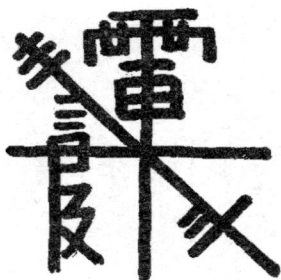

卡子水字讳图1

卡子水字讳图2

3. 痛痒水

【功能】

止痛止痒。

【适用病症】

胃痛、各种疼痛、蚊虫叮咬。

【操作方法】

施术者在焚香烧烛请师以后边念咒语,边做动作,边画水碗,最少念3遍,念咒语者需停止呼吸念才有效,直至化水喷患者时才呼吸。后用九牛胆(金果榄)、独脚莲、

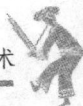

天花粉、细辛、马钱子、当归（果实）打成粉放入水中，咒语念完喷（或搽）患处。

【咒语】（汉语意）

九条大河，九条大江，你们要来九个大蛇，九个青蛇，九个红蛇，头大比狮子大十倍，蛇身像大山一样大，拽你就拽你，想抓你就抓你，想咬你就咬你，一咬住你就没放了，把你咬到死都不放，你天来什么东西它也没怕，地来什么东西也没怕。吾奉太上老君急急如律令！

【来源】

广西融水杜朝文苗医。

4. 气功水

【功能】

强身健体，反击，表演。

【适用病症】

平时能增强体质，增强抵抗外来打击的自我保护能力，用时能增强反击能力，也用于功夫表演。

【操作】

此法练时需香纸、练功带，配合桩子。口中默念咒语，并在手上写字讳。

【咒语】

抬头望青天，请求仙神，先拜四方（向四方跪拜），四方土地，鬼谷仙师，鬼谷仙人，师父如来佛，二郎神，我弟

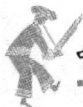

子敬拜四方，小弟子拜望师父，向师父学习，不能欺骗师父，我用九牛二虎之力，别人打我打不动，我打别人重千斤，我化为铜头铁臂，碰石头石头烂，与己无关，吾奉太上老君急急如律令！

气功水字讳图

【字讳】

见气功水字讳图。

【来源】

贵州松桃。

5. 催生水

【功能】

催生胎儿。

【适用病症】

妇女难产。

【操作方法】

施术者在焚香烧烛请师以后边念咒语，边做动作，边画水碗，念5遍画5遍，最后一次用字讳封碗，然后让患者将所化成的水服下。

【咒语】

一化九龙水，二化王母催生水，三化观音水，四化祖师华佗水，五化送子娘娘送生水。

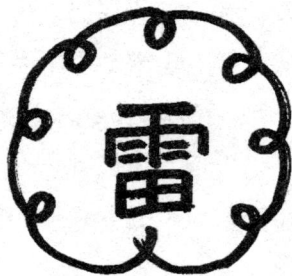

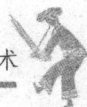

号令:敕令九龙仙师催生宝符解。

【字讳】

见催生水字讳图。

注:水化好后给产妇服下即可。

【来源】

织金苗医吕世祥。

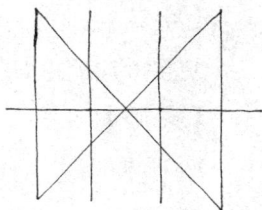

催生水字讳图

6. 封刀断血水

【功能】

缩短出血时间,加速止血和伤口愈合。

【适用病症】

外伤出血,术中出血。

【操作方法】

施术者在焚香烧烛请师以后边念咒语,边做动作,边画水碗,念5遍画5遍,最后一次用字讳封碗,然后将水喷于出血之处。

【咒语】

抬头望青天,师父在身边,抬头看祖天师父,阳传阴教,阴传三坛两教祖师,老坛李贵宝,张坛李四贵,奉坛邓树林,奉请麻秀福、麻来贵,来在我身边,塞河断,塞水干,塞血血不动,血转内筋骨,天不计,地不计,年月日不计,吾奉太上老君急急如律令。

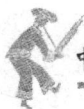

【字讳】

见封刀断血水字讳图。

【来源】

松桃长兴龙光华苗巫医。

注:相传古时苗医以此法作为开腹手术的术中止血方法。

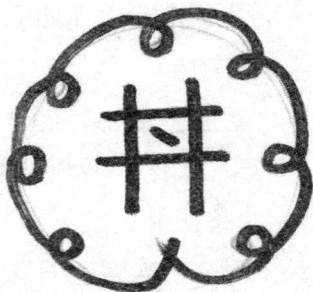

7. 华陀水

封刀断血水字讳图

【功能】

麻醉止痛。

【适用病症】

用于开刀。

【操作方法】

施术者在焚香烧烛请师以后边念咒语,边做动作,边画水碗,念5遍画5遍,然后将所画之水喷于术部,稍后即可进行手术。

【咒语】

奉请华佗大真人,身子穿红袍显威灵;药王殿上传世界,千方门下救良民;开刀金界显神通,收瘟败毒降来临;日在阳间察善恶,夜在阴司统雄兵;统了雄兵千百万,银牙蹄降三千人;金刚过炉铁师父,赐我金刀一把,说此刀,化此刀,此刀本是非凡刀,本是老君炉内刀,化成一把止血刀;破在弟子头上,砍在病人身上,一不伤骨,二不伤

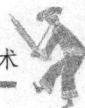

皮,皮破皮相联,骨断骨相接,筋断筋相生,若还不相生,
华佗祖师亲自生,祖师亲下令,百邪尽数消除;祖师吼断
长江水,止得人间血不流,大金刀斩断大红山,小金刀斩
断小红山,左脚搬山来塞海,右脚搬山塞海门,塞断黄河
三江口,塞断黄河水倒流;老君殿上蹬一脚,提脚哼一声,
天摇地动,山崩地裂,左手右止血,右手左止血,若还不止
血,弟子驾起金狮猫来接,弟子架起金刚诀要血,就要血,
不要血自灭。吾奉太上老君急急如律令!

【字讳】

略。

注:将化好的水喷于手术部位即可。

【来源】

镇宁《祖传请师,药王治病》手抄本。

8. 雪山水

【功能】

退热止血。

【适用病症】

各种发热、红肿和出血。

【操作方法】

施术者在焚香烧烛请师以后边念咒语,边做动作,边
画水碗,念5遍画5遍,最后一次用字讳封碗,然后将化
好的水喷于患处即可。

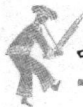

【咒语】

奉请雪山龙树王,忙忙碌碌下雄霜;一更之时下大雪,二更之时下大霜;三更之时下大凝,四更凝上又加霜;五更金鸡来报晓,山林树木响叮当;龙来龙退爪,虎来虎脱皮,山中鹊鸟毛衣;冷如雪,冰如雪,一不出脓,二不出血,脓来我来塞住,血来我来收束,要消肿,要退热,吾奉太上老君急急如律令!

【字讳】

略。

【来源】

镇宁《祖传请师,药王治病》手抄本。

9. 清心水

【功能】

驱邪、清心、安神。

【适用病症】

中暑、眩晕。

【操作方法】

施术者在焚香烧烛请师以后念咒语,咒语念3遍,同时用手在碗中画,语毕口含碗中水喷向患者。

【咒语】(汉语意)

天不地,地不地,月五耕地,太上老君放路给你,天刀地刀雷公刀,你走不走,你去不去,你不走,你不去,大师

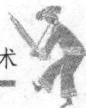

傅杀你,你就急去。吾奉太上老君急急如律令!

【来源】

广西融水杜朝文苗医。

10. 安胎水

【功能】

安胎保产。

【适用病症】

胎动不安。

【操作】

施术者在焚香烧烛请师以后边念咒语,边做动作,边画水碗,念5遍画5遍,最后一次用字讳封碗,然后让患者将所化成的水服下。

【咒语】

太阳出来禄阴阳,照见五方起水浪,一起东方甲乙木,二起南方丙丁火,三起西方庚辛金,四起北方壬癸水,五起中央戊己土,土德星君下凡尘。一洒东方胎神稳正,二洒南方胎神稳正,三洒北方胎神稳正,四洒西方胎神稳正,五洒中央胎神稳正,各皆圆满各散四方转回程。

一洒天开,二洒地裂,三洒人长寿,四洒鬼消灭,五洒南斗六星,北斗七星,吾奉太上老君急急如律令!

姜太公在此,诸神回避,天地无忌。

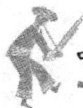

【注意事项】

写符法宜于五月五日午时用黄纸新笔朱砂书写,先从速字写起,旋至安字,再写马牛两字,后写吾奉日月普照其身急急如律令。此符于端午节午时写好,如孕妇产期将近前半月,用符一张折成三角带衣襟上,产时用一张贴于门上,过3天后将符揭下,当天焚香烛表化。

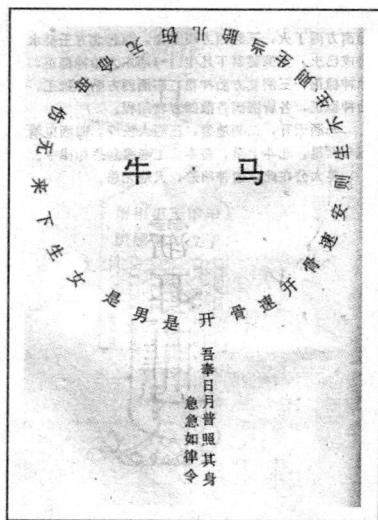

保胎安产神妙灵符

禁咒术

禁咒术与化水法相似,只是不用水仅用咒语和字讳,其咒语也相对简练。常用的咒中有计包咒、取骇咒、赎魂咒、抽箭咒、五雷咒、安神咒,等等。

1. 计包咒

【功能】

软坚散结,消肿止痛。

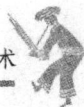

【适用病症】

急性淋巴结肿大,癀类初起包块。

【操作方法】

先吐 3 口口水于医生拇、食、中指上,捏住包块,念 3 遍,重 3 遍,要用香纸,正月和七月还需"利事"(即阳钱多少不论,由患者自愿),视病情轻重,一般 3～5 次,包块无药自消。

【咒语】

抬头望青天,师父在身边(请师同前),赐我金口银口,金手银手,金金口,金金手,赐老君钢刀一把,病人×××,我箍包包散,箍脓脓死,我箍不散,祖师箍散,我箍不死,祖师箍死,我箍不倒,祖师箍倒。天不计,地不计,年月日不计,吾奉太上老君急急如律令。

【字讳】

见计包咒字讳图。

【来源】

松桃长兴龙光华苗巫医。

2. 止血咒

【功能】

止血封口。

【适用病症】

各种外伤出血。

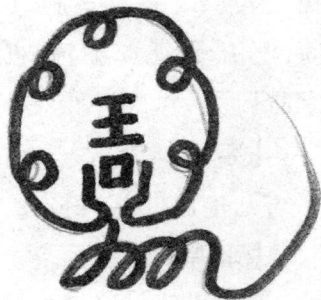

计包咒字讳图

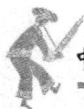

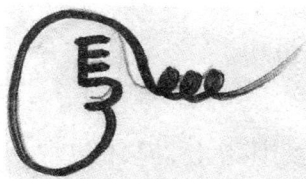

止血咒字讳图 1

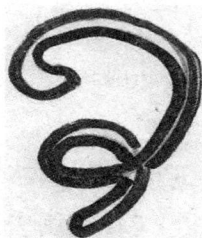

止血咒字讳图 2

【操作方法】

在伤口处画符,边画边念咒语,念完用脚踏地,血即止。

【咒语】

手执大金刀,大红沙路不通。手持小金刀,小红沙路不通。内血不出,外血不流,人见我忧,鬼见我愁,十人见我九人愁。老君坐洞口,有血不敢流。血公姓邱,血母姓周,不流不流真不流,祖师倒起流。奉太上老君急急如律命!

【字讳】

见止血咒字讳图 1、图 2。

【来源】

织金苗医吕世祥。

3. 吹翳子咒

【功能】

散翳复明。

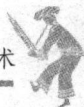

【适用病症】

眼翳。

【操作方法】

口念咒语,手就号符,并按要求定时向眼中吹气。

【咒语】

奉请大风仙师到,小风仙师到,风来,快快来风,吾奉一去永无。吹风眼,吹火眼,吹火犯,吹木犯,吹土犯,吹金犯(先吹三口气);吹年煞,吹月煞,吹日煞,吹时煞,吹人殃鬼煞,吹一百二十四位凶神恶煞(吹五口气);吹子丑寅卯辰巳午未申酉戌亥煞(吹七口气),将手在眼睛上号令。

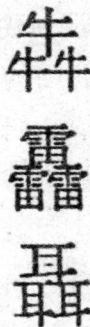

吹翳子咒字讳图

【字讳】

见吹翳子咒字讳图。

【习咒】

要学 15 天,单月的初一起,十五止,不管哪个单月,任意选择,但要心诚,每晚亥时深更夜静不许人知,焚点香烛,念 7 遍咒语,念 1 遍咒语烧 1 盒纸炳钱,切忌怨言,否则不灵。

【注意事项】

吹眼睛、吹翳子都用此咒。口念咒语,手就号符,一

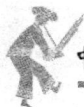

定要连贯起来,否则不灵。

4. 小儿退骇咒

【功能】

退骇祛风,镇静止惊。

【适用病症】

小儿因受惊骇或伤风所致的哭闹惊跳、烦躁不宁、不思饮食或吐奶等。

【操作方法】

此法咒念 3 遍,每念 1 遍必于患儿印堂、左手心、右手心各吸一口吐掉。

【咒语】

抬头望青天,关起师父在身边,请吾奉太上老君急急如律令,阴传师父,阳传师父(何国亮),骇风退风,骇猫退猫,骇狗退狗,骇人退人。

【字讳】

为"1＋1",画于患儿印堂及两侧太阳穴。

【来源】

松桃隘门何国亮祖传。

抽箭术

箭痛是苗医对疾病诊断的形象取名之一,主要表现

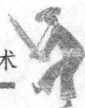

为胸腹等部位的一类穿透性、放射性掣痛,如背痛彻胸或胸痛彻背,且范围狭窄,有如被利箭射中之感。这类疾病用药的效果不甚理想,苗医多用抽箭术治疗。各地抽箭术大同小异。例如在贵州松桃有 36 手、72 手、108 手抽箭术。下面介绍在西部地区流行的一种简单实用的抽箭术,供参考。

用竹筷 7 支、21 支或 36 支均可,左手紧握筷子,小头对准穴位或患处,用木饭瓢适当用力敲筷子根部,口念咒语(边敲边念):抬头望青天,祖先在眼前,抽支五方鬼,射邪保平安。一射东方甲乙木,木神木鬼跑一边;二射南方丙丁火,火神火鬼不敢缠;三射西方庚申金,金神金鬼全死完;四射北方壬癸水,水神水鬼不敢沾;五射中央戊己土,土神土鬼全跑完;五方五路齐射过,下名姓氏某某保存平安(每一方向抽 1 支筷子往后甩掉,念完后全部往后甩掉)。

催眠术

催眠术也称引导术或车人术,虽也作为一种医疗手段,但往往是巫用者多而医用者少。巫师们大多用此术作为炫耀其法力的表演。榕坤先生解释过这类现象:"通过语言,病人接受医护人员的暗示性刺激,可以在大脑中

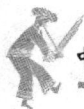

产生兴奋灶,这种兴奋灶的脑神经活动,能够直接调节身体各部分正常的生理活动,也可以导致发生疾病的各种不正常的病理过程。"现在介绍苗疆的车人术中比较有代表性的一种——差七姑娘。

"差七姑娘"(有的地区叫推七姊妹)主要是作为一种娱乐活动。每年农历七月十四举行,具体做法是:村民们聚在一起,由一个会差七姑娘的人为首施术,找一个忠厚老实的青年作为阴阳"七姑娘",用布蒙上眼睛,端坐于中间,两手自然放在双膝之上。施术者口中念念有词,同时双手拍打膝盖,众人随声附和。经过一段时间,七姑娘进入被催眠状态,此时施术者停止念词,众人也停止拍打,只有受术者不停地拍打自己的膝盖,口中不断讲述"她"所见到的情形,如见到七姑娘下凡,踩九州、下江海、入龙宫,看到人间仙境、百花争艳、万紫千红,等等,让场中众人仿佛也进入梦境,共享其所见所闻。然后大家给"七姑娘"天南海北地提各种各样的问题,其中也会有一些医药方面的问题,如某人的病因、预后等,七姑娘则会一一回答。奇妙的是,她所回答的许多问题是她平时不接触、不清楚或根本不了解的东西,因此人们以为神授而深信不疑。待问题提得差不多了,就让施术者把七姑娘唤醒,否则"她"会一直拍打下去,有的人双脚膝盖要红肿几天才能恢复。

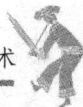

什针术

【方法简述】

什针术也可归属于苗医奇治法范畴,是以草木、手指、竹筷等物加上意念为针的一种针法。表现为医者手执似针物件,对选定部位做刺入动作但并不真刺,同时口中念念有词。经此治疗后一些局部的疼痛和不适得以减轻或消除,传为神技。

【治病原理】

利用患者的心理作用和一定的气功原理(即人体灵气的调动所产生的特殊能力),达到治疗某种疾病的目的。

【操作方法】

先洗身净手,心身松静,精神专一。医者以手持类似针具的物品,比如草木、竹筷等物品,直指欲刺穴位。心中调动意念,口中默念咒语(注意医者所拿物品并不接触患者的身体)。如咒语为:公母不分、针如其一,一体通彻天地人。先师传吾针在手,万宿逢针莫不愈(苗语意)。

【适用病症】

某些心理疾病引起的局部或者周身的不适感,一般要排除器质性疾病。

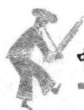

【注意事项】

（1）医者应凝神定志,技法纯熟。

（2）若患者有严重的器质性疾病,不宜使用本法。

【相关介绍】

意针亦属此类,所不同点在于意针只用意念不用器具,而什针用意念加器具而已。例如,咒语曰:"病魔病魔,不许作恶,若不快逃,针汝心窝。急急如律令!"

习此者一般为医巫结合之人,应用良好的意念和信息帮助病人康复。苗医甚重德行,非可靠者决不妄传。为徒者依照指教,先练功习武,后识病医病。学成技巧并有功夫(如气功、祝由、念咒化水等功夫),临证治病得心应手,即可出师治病救人。

捆扎术

【方法简述】

这里所指的捆扎是虚捆法,即以线绳按一定的要求轻捆于患者的手、脚腕上以达到治疗某些疾病的目的。本法多用于治疗小儿疾病,特别是在治疗"走胎"类疾病上使用较多。因本法既不用药也无需使用实质上的外治法,仅以几根线绳轻捆几天便能治病而被视为神术。例如湘西苗医石志权在童年时经常看其父亲用此法为患儿

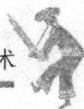

治疗"走胎"，后来石志权也试用于临床，屡用屡验，成为其特长之一，并认为对小儿"走胎"早发现早治疗可收到显著疗效。

【治病原理】

本法是苗族千年传承的治病经验，可能与患者的心理因素有一定的联系，目前尚难以解释其具体的医治机理，有待进一步深入探讨。

各种原因导致小儿营养不良、贫血一类的慢性病统称为"小儿胎病"，大概近似于疳积之类的疾病。苗医认为，小儿形体娇嫩，神形不稳，最易发生走胎，表现为哭闹不安、不易入睡或睡而易醒、梦中四肢不自主弹动、消瘦、厌食拒乳、低热汗出等，许多胎病多由"骇"发展而来，骇为胎之渐，胎为骇之极。根据病因和临床表现又可分为12种胎病，即牛胎、马胎、鸡胎、羊胎、金胎、银胎、花胎、人胎、猴胎、狗胎、猫胎和猪胎。

【操作方法】

准备工具：使用工具主要是各种线绳，常用的是黑棉线、墨斗线、麻线、纺车线、棕丝线、铜丝线等。根据传承不同和病情的不同选择使用。

（1）马胎：临床表现为消瘦食差，睡醒时哭叫如马驹声，双手食指现3条绿黑色指纹。治疗用棕丝3根，分男左女右轻捆于小儿的腕、踝部。

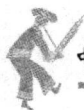

（2）牛胎：临床表现为患儿头发干燥无光泽，粘连，卷曲，少数眉毛竖直。治疗方法是取棕丝 3 根，分男左女右轻捆于小儿的腕、踝部。

（3）羊胎：临床表现为喜晚间啼哭，睡时喜俯伏于枕上，喜蹬被子，不吃奶，喂食易呕吐。治疗方法是用纺车线分男左女右轻捆于小儿的腕、踝部。

（4）鸡胎：临床表现为睡时喉鸣如鸡声，双眼半闭合，睡醒时哭叫如小鸡。治疗方法是用纺车线分男左女右轻捆于小儿的腕、踝部。

（5）狗胎：临床表现为四肢常不自主动弹，睡后也只有轻微动弹，睡醒后哭叫如小狗声。治疗方法是用墨棉线 3 根，分男左女右轻捆于小儿的腕、踝部。

（6）猪胎：临床表现为两眉间现米粒大黑点，口唇抖动，睡时磨牙，醒后哭声如小猪。治疗方法是取木匠用的墨斗线分男左女右轻捆于小儿的腕、踝部。

（7）猫胎：临床表现为喜四肢伸展伏着睡，时而摆头，出虚汗，低热，醒后哭声如小猫。治疗方法是用墨斗线分男左女右轻捆于小儿的腕、踝部。

（8）金胎：临床表现为发热，睡时手脚间歇抖动，面红，气急，咳嗽，食指 1～2 节处可见黑色指纹，无分支。治疗方法是用黑棉线 3 根，分男左女右轻捆于小儿的腕、踝部。

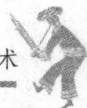

（9）银胎：临床表现为发冷发热，目闭唇紫，微咳，大便呈泡沫状。治疗方法是用墨斗线或纺车线分男左女右轻捆于小儿的腕、踝部。

（10）花胎：临床表现为爱看和摆弄自己的双手，甲紫，耳壳变薄透亮。治疗方法是用五色丝线分男左女右轻捆于小儿的腕、踝部。

（11）人胎：临床表现为消化不良，面黄肌瘦，爱盘脚坐，食指指纹呈淡红色。治疗方法是用头绳分男左女右轻捆于小儿的腕、踝部。

（12）猴胎：临床表现为消瘦，喜双手摸自己的耳朵，现猴象，食指指纹呈淡红色，2～3节有分支。治疗方法是用细铜丝分男左女右轻捆于小儿的腕、踝部。

有的苗医对走胎的病情并不细分，都采用统一的捆扎方法治疗，其操作过程为：把3种线编结成1根3股线备用。医治时间选上午7～9点，医者蹲在门槛外面，面向屋内，家属抱患儿坐椅子在门内，面向外，在捆扎时不能和人说话，如有人从旁边问话也不要回答，用备好的线在患儿手腕上（男左女右）绕成手圈状，打结时医者要闭气，捆好后剪掉多余的线头，此时才能放气呼吸，然后再捆脚踝，方法同上。如果患儿兼有蛔虫，则需加服驱虫药。

【适用病症】

主要治疗小儿胎病，相当于中医疳积、现代医学的营

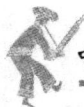

养不良之类的疾病。

【注意事项】

（1）注意正确的操作方法。

（2）若有兼症结合相应的治疗方法。

【相关介绍】

1. 湘西苗医使用捆扎术见闻

湖南吉首民族街"石志权民族医诊所"的石志权医生曾经做过这个疗法的观察，结果满意。此类患儿的临床表现为精神萎靡，面色萎黄或苍白，肌肉羸瘦，食欲减少，挑食，喜发脾气，哭闹，嚼手指、土、异物等，大便不畅，头发干枯发黄，重者头发分叉卷起，喜伏着睡或睡时身体往枕头上移，食指指纹出现青、白筋（出现在第 1、2 节为病轻，第 3 节为病重）等。典型病例：石某某，男，2 岁。2003 年 4 月 20 日就诊。患儿母亲诉说，其儿近期食欲减少，吃饭时爱哭闹，很挑食，不爱活动，喜欢坐地上。患儿面色萎黄、四肢肌肉消瘦、头发干枯无光泽。诊断为"走胎"。嘱其母第 2 天早上午 7 点多再抱患儿来治疗。第 2 天上午 8 点用以上方法，捆扎 3 天后，其母来诉患儿食欲、精神已好转，爱活动，吃饭时已不哭闹。后来随访已痊愈。

2. 捆扎麦粒肿法

本法是湘黔边境的苗医专用来医治"专吡溜介"（即

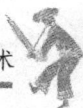

麦粒肿)的一种简易、实效的民间治疗方法。"专吡溜介"中医学称之为"土疳",它是因过食辛、辣、油腻食品,热毒蕴积脾胃所致。临床表现为眼睑局部红肿、硬结,状如麦粒,逐渐加重,硬结变软,呈现黄色脓头,之后脓头溃破。其操作方法是用红、黄、青、紫、蓝、白、黑七彩线各1根,各长10厘米左右,拧成一股,捆扎患者右手中指第3节,以有紧迫感即可。治疗时要一次性捆扎至"专吡溜介"脱落为止,不必作多次反复的捆扎。

落翳术

【方法简述】

眼翳是一种常见疾病,多为眼角膜炎引起。苗医有一种不用药、不手术的治疗眼翳的方法,是通过搬动家具使眼翳脱落,故又叫移物治眼翳法。苗医首先看病人的眼翳的形状、位置之后就指导病人回家以后去移动一些物品,如像斗篷或桌子之类的东西,病可痊愈。

【治病原理】

本法十分离奇,用现代科学难以解释,可能与心理治疗有关。

【操作方法】

本法是一种苗族民间用于治疗眼翳的常用方法,认为眼翳的生成与家中物品的摆放有关，治疗是通过移动其位置或适当的处理，看上去毫无道理，但据说颇有效验，故作为奇治法之一记载如下。

医者面对患者，分别揭开眼皮。先将目珠分为瞳神（瞳仁）之上为天，之下为地，瞳神为中。次以患者站门外，面对屋内正中，左眼外角为左屋，内角为右屋；瞳神属明堂，即堂屋。右眼则相同，以此定论。

农村居住的屋子，一般为3间最多，四五间者较少。凡家中摆放的家具、生活及日常用品等均在观察之列。在诊治眼翳时需要用心精细观察，按象形方面有扁、圆、扁圆；方、长方；外圆内空，以及三角形等。如翳的厚薄，疼痛的轻、重、色泽方面均须在临证时辨证详察，去指导治疗。辨清因何物而病，就把某物或用品（具）移开，或移开之后用扫帚打扫三下，照旧把原物摆回原位而无妨。

【适用病症】

浅层点状角膜炎和溃疡性角膜炎所致的眼翳。

【注意事项】

本法应请有经验的苗医指导。

【相关介绍】

（1）除上法外，另一些方法同样让人不可思议，如松桃盘信镇大弯苗寨的苗医藤风升治疗眼翳（zhad taob 音：

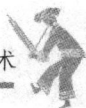

扎套)采用的方法是,在太阳西沉时分,烧香化纸以后,对患者的眼睛吹三口气,然后在患者脚站的地方划一个小圈,用柴刀或小挖锄抠出泥土,挖得较大的石粒后将其捣碎,太阳下山以后则眼翳随太阳落下,眼病即愈。

(2)角膜云翳是角膜组织炎病变的结果,民间叫上星和长翳。中医学里属聚星障和花翳白陷范围。如果组织遭受破坏,可以形成不透明的白色疤痕,叫做云翳或白斑,影响视力。临床常见的有浅层点状角膜炎和溃疡性角膜炎两种。苗医除了使用以上一些奇特的方法治疗以外,在临床上也常采用药物来进行治疗,以下列举一些民间常用的方剂供参考。

方1. 皂矾、白矾各15克,五味子、黄连各6克,冰片0.5克,蝉蜕、木贼草各9克,绣花针7颗。将上药及针放入铜锅内,加蒸馏水500毫升,浸泡7天,至绣花针化后,过滤取药水备用(如无铜锅,可用砂锅加几枚铜钱)。

使用方法为取药汁滴眼,每日3次。贵州省金沙县人民医院用此法治疗20例病人,收到较好的效果。如病人郭某某,女,成人。因角膜云翳而致双目失明,用此法治疗2个多月,云翳消退,重见光明,并可做针线活。

方2. 野鱼香菜(鲜薄荷)汁点眼。用于黑眼珠上生有白色粟米大小或片状的疤痕,痒痛,影响视力的治疗。

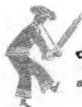

方3. 地胡椒、小雨点草各适量。捣烂塞鼻,病左塞右,病右塞左。

方4. 苦金盆、开喉箭、黄柏、冰片、白矾。前4味药等量与少量白矾研末,煎水滤渣,调适量蜂蜜点眼。

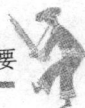

第六章 苗医解毒法举要

概 述

用毒与解毒是一对孪生兄弟。自古以来,苗疆用毒令人谈虎色变,而其解毒之术也堪称一绝。流传甚广的放蛊巫术和解蛊求生实际上也是放毒和解毒的斗争过程。

在苗族医学中,毒有广义和狭义之别。广义之毒是泛指能引起人体不协调的各种因素,而狭义之毒则是指由于外源性的有毒物质进入人体造成对肌体的伤害。把祛毒素作为治疗疾病的主要手段是苗医治疗学最为重要的内容。其祛毒邪的方法也最为丰富,并总结为"治毒九法",即表毒法、赶毒法、清毒法、败毒法、解毒法、攻毒法、克毒法、排毒法和拔毒法,以对应于不同性质、不同部位、不同程度的毒。而治毒九法中的解毒法就是针对由于误

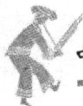

用或过量服用毒药或有毒食物造成药物或食物中毒而设。不少药物是有毒药物,使用过量或个体耐受力的差异或配伍不当等原因都会导致药物中毒。对某些食物的食用不当或过量、个体差异或食物的配搭不宜也会导致人体中毒。苗医在长期的医疗实践中总结出了丰富的解毒方法,总体上讲是一套具有民族特色的、自成体系的方法。例如苗医认为解毒的汤液俱宜冷服,忌饮热汤水及酒,甚至有"饮热则不可救,见酒必死"之说。事实上热汤和酒均能加快血液循环,易促进有毒物质的吸收,因而用冷品解毒具有一定的科学道理。

本章收载了苗族民间解除药物中毒和食物中毒的解毒方法,这些方法都是苗族的经验总结,大都尚未经过科学验证,在此介绍的主要目的是为研究者进行验证和深入探讨提供素材,并为临床人员提供借鉴。

本章所收录的解毒方主要来源于滕建甲主编的《苗家养生秘录》以及其他一些参考资料。

配伍禁忌

苗医在用药时总结了不少配伍禁忌,并编成顺口溜在民间流传。现收录部分如下:

若要死得凶,蜂糖兑火葱。

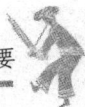

若要死得快,蜂糖兑韭菜。

若要死得急,甘草兑鲜鱼。

莫要认为香,杨柳反鸡汤。

甘草专反鸡和鱼,川芎不能见乌兜。

草乌脚莲毒性大,与酒同用毒更凶。

岩豆藤反白芷、川芎、佩兰、炙干草。

枇杷叶反茶叶、一枝蒿、一点血。

见血飞、土茯苓、白及、羊耳风(枸杞)不能混用。

芙蓉花反鱼。

团鱼反菜。

蝌蚪反椿芽。

黔西北地区有"二十九畏毒反歌",如"石苇不合铧头草,内服外用非寻常。蜈蚣怕合地风虫,诸蛇休见灶马子"。

用药禁忌

对于一些特殊群体和特殊疾病,苗医也有一些用药禁忌,总体上有"孕妇忌通散,老弱怕强攻,酸涩多忌嘴,生冷莫乱用"的要求。主要是指对于怀孕妇女要忌用通经散血的药物,以防损伤胎气造成流产;体弱之人不宜用药性猛烈的攻毒药;在用药期间应忌生冷酸涩。本诀也

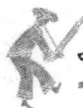

反映出对孕妇用药的高度重视,而西部苗医的妊娠禁忌歌则更为具体。歌中唱道:

蝰斑水蛭地胆虫,乌头附子配天雄。

蹲躅野葛蝼蛄类,乌啄侧子及虻虫。

牛萸水银并马豆,大戟蛇蜕与蜈蚣。

牛膝藜芦并薏苡,金石锡粉及雌雄。

牙硝芒硝牡丹桂,蜥蝎飞生及蟅虫。

代赭蚱蝉胡粉麝,芫花薇衔草三棱。

槐子牵牛并皂角,桃仝蛴螬和芦根。

党根卤砂与干漆,亭长波流茼草中。

瞿麦间茹蟹爪甲,猬皮赤箭赤红头。

马刀石蚕衣鱼等,半夏南星通草同。

干姜蒜皮及鸡子,驴肉兔肉不须共。

切记妇人产前忌,此歌宜记在心中。

解药物中毒法

(一)解百毒药(广谱解毒)

凡服药过量致中毒时会产生各种中毒现象,如致生疮毒,头肿如斗,唇破流血,或心口胀闷,或肚腹疼痛,或泻痢不止,或血尿淋漓,甚至呼吸不畅,四肢厥逆,昏迷不醒等,严重者如不及时抢救将导致死亡。解百毒即为一

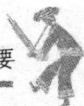

种适应面较广的解毒方法,特别是在不知致毒物质和紧急中缺乏针对性的解毒药物的情况下可选用该类药物。

(1)地浆水:于干净地上(黄土地更好)挖3尺深,倒水1桶,用棍搅动,过2个小时,取其上清液,名曰地浆水,可解百毒。凡食隔夜果饼、菜蔬、茶水、酒浆等物,或饮用田塘、溪涧、井沟之水,误中无名百毒者,取饮数碗,极为简单(要求愈后戒食鳝鱼)。

(2)爬墙草捣烂,煎汤冷服,能解百毒。

(3)生甘草40克,煎汤服,每天多次。

(4)生甘草40克,黄芩20克,泽泻10克,黄连、干姜、清半夏各6克。水煎,分2次服。

(5)外用苦参60克,水煎,先熏后洗,每天2次。用药3~7天。

(6)用小黑豆、绿豆各500克,煮浓汁,放冷服,服之即解。

(7)甘草熬膏,日服数次,解毒如神。虽然泻痢,亦无妨也。

(8)糯米糖食之即解,或食白砂糖亦可。

(9)如气已绝,只要心间温暖者,乃是热物所犯,只要用防风60克,煎水冷服,即活。

(二)针对性解毒

各种药物都有其特性,对于患者所中之毒的来源清

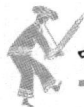

楚便可进行针对性的解毒。在长期的医疗实践中,苗医积累了丰富的解毒经验。因此,大凡在使用有毒药物时都比较慎重,特别在使用剂量上要注意把握。然而人有个体差异非经验剂量便能完全掌控,故苗医在使用有毒药物时一般会先备好解毒药,以备不时之需。例如鹿角刺(鼠李科植物薄叶鼠李的果实)是消食下气、逐水通便的良药,但过用则损人正气,其解毒方法十分简单,也非常有效,以冷粥一大碗服下即可。因而用药时先备冷粥待用。不过这些方法大都是收集自苗族民间的经验传承,需要今后进一步科学验证。

1. 解人参毒

人参是补益气血的佳品,但需适量。长期或过量服用人参后,可引起中毒。中毒后可出现血压升高,烦躁失眠,神经过敏,食欲减退,晨泻,皮疹等。

方1. 莱菔子25克,香附、柴胡、麦冬、天冬、五味子、远志、钩藤、生甘草各15克,大枣5枚。每日1剂,水煎服,分2次服完。5天为1个疗程。一般服用1~3个疗程。

方2. 甘草50克,水煎,白糖适量,调匀服。或饮用大量糖水。

2. 解罂粟壳毒

方1. 甘草30克,防风15克,水煎服。每日1剂,分、

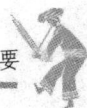

早晚服。

方2. 半边莲9克,万年青6克,水煎服,每日1剂,分、早晚服。

3. 解砒霜毒

方1. 防风9克,黎芦、胆矾各6克,加水浓煎,1次顿服。

方2. 防风30克,磨成细末,冷水冲服。或将防风放于冷水中捣汁服下,效果一样。

方3. 杀白鸭取其鲜血,趁热灌下,转眼间,即可化险为夷。

4. 解蜈蚣毒

蜈蚣是一味搜风通络的中药,有毒。中毒后可见恶心呕吐,腹痛腹泻,全身乏力,呼吸急促,周身发冷,昏迷等。

方1. 茶水适量,频频饮服。

方2. 凤尾草120克,金银花90克,甘草60克,水煎服。若患者脉缓或呼吸急促,可用人参9克,五味子9克,甘草9克,附子12克,水煎服。

5. 解蚂蟥中毒

蚂蟥又名水蛭,是一种接筋、通络的药物,有轻微毒。此物入腹,久必生子,食人肝血,致腹痛不可忍,面目黄瘦,不治必死。中毒后可见恶心呕吐;妇女可出现阴道出

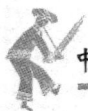

血,严重时可出现剧烈腹痛,胃肠出血,血尿,昏迷等。

方 1. 生蜂蜜 60 克,1 次吞服。用药 1 次即可无恙。

方 2. 用桂圆肉包烟油(即烟杆中的油汁),吞之,蚂蟥即死,随从大便而出。

方 3. 白蜜频频服之,至 1 千克即愈。或食羊肉亦可。

方 4. 田中泥 30 克,雄黄 6 克,为丸,分作 4 次服,开水送下,其虫入泥从大便而出。有时蚂蟥行至鼻孔,血流不止,只用田泥泡水 1 碗,放鼻孔前,蚂蟥必然乘泥而下。

方 5. 活小鱼数条,猪油 60 克,加黄泥共捣为丸,冷开水服下。蚂蟥即和泥而下。

方 6. 青靛 10 克,调水饮,即泻出。

方 7. 黎芦 10 克,炒为末,每次水调服 3 克,必吐出。

方 8. 绿豆 100 克,甘草 30 克,水煎服。若患者腹痛剧烈,可用万年青 9 克,半边莲 6 克,水煎服。

6. 解闹羊花中毒

山栀 50 克,水煎取汁,1 次顿服。用药 1~2 次可愈。

7. 解马钱子中毒

马钱子,有大毒。中毒后常见烦躁不安,呼吸急促,面肌、颈肌有强硬感,抽搐,惊厥,角弓反张,呼吸肌痉挛或停止。

方 1. 甘草 200 克,水煎取汁,1 次顿服。或甘草 10

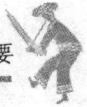

克,黄芩 30 克。水煎取汁,1 次顿服。

方 2. 蜈蚣 3 条,全蝎 6 克。研成细末,1 次冲服。

方 3. 苏木 15 克,水煎取汁,每日灌服 2 次。

8. 解断肠草中毒

断肠草,又名钩吻、大茶花、水莽草、黄藤草。中毒后出现恶心呕吐,腹痛腹胀,胸闷心慌,言语不清,视物模糊,吞咽困难,呼吸急促,四肢厥冷,昏迷不醒等。

方 1. 金银花 100 克,红糖 30 克,药捣烂取汁,与红糖拌匀,1 次顿服。用药 1~3 次见效。

方 2. 新鲜羊血或鸡、鸭血 200~300 毫升灌服,连服 2 次。

方 3. 鲜韭菜 500 克,鲜鹅不食草 120 克,共捣烂绞汁服。

方 4. 鲜水翁树叶(或花)500~1 000 克,捣烂绞汁,先服一大半,呕吐后再服一小半。

方 5. 黄连、黄芩、黄柏各 6 克,甘草 3 克,水煎服。

方 6. 松树嫩叶 250 克,蕹菜 200 克,捣烂绞汁服。或用鲜蕹菜 500 克,捣烂绞汁服。

方 7. 金银花 50 克,白糖 2 克,水煎服。

方 8. 鸡蛋 2~3 枚,破开,和清油灌入。

方 9. 黑豆 500 克,煮浓汁,候冷透饮之即解。

9. 解鸦片烟毒

鸦片过量可出现头昏头痛,口干,恶心呕吐,面色苍

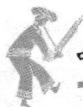

白,紫绀,出汗,嗜睡,瞳孔似针尖大小;严重时可出现抽搐,惊厥,牙关紧闭,角弓反张,昏迷,呼吸极度缓慢,脉搏细弱,血压下降,皮肤湿冷,瞳孔先大后小,呼吸衰竭。

方1. 月石、胆矾、藜芦、黄芩各15克。前两味药研成细末,后两味药水煎取汁,冲服药末。服药1次,吐后即愈。

方2. 鲜凤尾草12～15克,捣烂,加地浆水拌匀绞汁服。

方3. 用真南硼砂冷水调服。可以立解。

方4. 清油灌之,立解。缘鸦片粘滞肠胃,见油即散也。

10. 解木瓜中毒

木瓜食用过量,可致舌头麻木、肿胀等。

方1. 陈醋50毫升,红糖10克。醋与糖调匀,每日1剂,分3次服。

方2. 用好醋调黄糖(红糖亦可),含口中,吐出涎水,数次即愈。

11. 解水银中毒

水银,中医用其解毒杀虫,治疗皮肤病。中毒表现为:恶心呕吐,咽喉疼痛,腹痛腹泻,胃肠出血或胃穿孔,血尿,剧咳,呼吸困难,全身震颤。

方1. 花椒12克,温开水1次冲服。

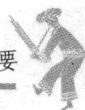

方 2. 开口花椒 30 克,研细末吞服。

方 3. 土茯苓 30 克,薏苡仁 2 克,枸杞子 12 克,淮山药 12 克,泽漆 6 克,牛膝 6 克,车前草 6 克,水煎服。

方 4. 绿豆 50 克,水煎,入麻油 50 克,调匀服。

方 5. 牛奶 500 毫升灌服。

方 6. 甘草 25 克,防风 20 克,水煎服。

方 7. 土茯苓 7 克,水煎浓汁服。或草木灰 50 克,水煎浓汁服。

方 8. 服水银欲死者,用真川椒数斤,炒热铺席下,令患者脱衣盖被睡之,过一夜,水银皆从毛孔钻入花椒中。

12. 解冰片毒

服冰片过多者,口渴心烦。以地浆水 1 碗,冷服即解。

13. 解朱砂毒

蓝靛 10 克,韭菜 30 克,捣烂取汁,调匀饮之即愈。

14. 解刘寄奴毒

刘寄奴,苗医称为"野芥子草",本为治疗跌打损伤之药。过食中毒,可见上吐下泻、腹痛腹泻。

用绿豆 60 克,水煎,每日 1 剂,分 2 次服。

15. 解茺蔚子中毒

茺蔚子为中药益母草的种子,如过食可致全身乏力、出汗虚脱。可用赤小豆 60 克,水煎,每日 1 剂,分 2

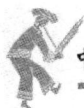

次服。

16. 解草乌、川乌、雪上一枝蒿中毒

中毒后会出现心律不齐,胸闷胀满,胃胀胃痛等。

方1. 绿豆、大米适量。煮粥冷服食。

方2. 猪油、红糖适量。煎化后送服。

方3. 防风60克,水煎,冷饮即解。

方4. 松树尖15个,水煎,日服3次。

方5. 绿豆120克。研末,冷开水送服。

17. 解附子中毒

附子本为大辛、大热之中药,是治疗虚寒的良药。但如过量使用,可致中毒。中毒症状是口唇麻木,心烦胸闷,甚至心跳骤停。

方1. 黑豆250克,生甘草60克。水煎,1日1剂,分2次服。

方2. 防风60克,水煎冷饮即解。

方3. 甘草、生姜、蜂蜜煎汤饮。

18. 解甘遂、芫花中毒

甘遂、芫花是利水消肿之良药,用量应小,甘遂中毒量为4克,芫花中毒量为1克。过量使用可致中毒,中毒后常见上吐下泻,腹痛尿频等。

方1. 大枣20枚。水煎食枣饮汤,1日2次。

方2. 防风60克,水煎冷饮即解。

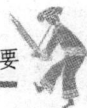

19. 解苍耳子中毒

苍耳子,苗医称为"羊屎草",是治疗鼻渊的良药。常用量为 10～30 克,中毒量为 100 克。如过量可致中毒。中毒后出现头晕,嗜睡,昏迷,全身强直性痉挛,黄疸,肝肿大,管型蛋白尿,等等。

绿豆 60 克,研成细末,温开水 1 次冲服。服药 1 次见效,3 次痊愈。

20. 解苦杏仁中毒

苦杏仁中毒后可出现胸闷,呼吸困难,心慌,皮肤呈鲜红色,有恐怖感,头痛头昏严重,视力、听力下降,神志淡漠,昏迷等。

方 1. 杏树皮 60 克,水煎,分 2 次服。一般服药 2 次后症状即缓解。

方 2. 麝香 0.3 克,冲水服,可愈。

21. 解大戟中毒

大戟苗医称为"奶浆草",中毒表现为:呕吐,腹痛,水泻。

解毒用大黄、玄明粉各 10 克,水煎取汁,分 2 次服。一般用药 1 次即解。

22. 解巴豆中毒

巴豆是一种峻下药,用量应少,中毒量为 0.5 克。过量服用可引起中毒。中毒表现为头痛脑晕,咽喉肿痛,皮

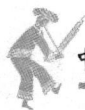

肤湿冷,呕吐,腹泻,胃肠绞痛,米汤样大便,虚脱。

方 1. 鲜板蓝根捣汁,白糖为引,频服。

方 2. 鲜薄荷捣汁,白糖为引,频服。

方 3. 黄连 3 克,菖蒲 12 克,寒水石 20 克,绿豆 30 克,水煎服。

方 4. 鲜芭蕉叶,捣烂绞汁 100 ~ 200 毫升 1 次顿服。

方 5. 绿豆 250 克,甘草 5 克,水煎服。若因巴豆引起皮肤红肿灼痛,可用黄连 2 克,研末或捣烂,调水少许外搽即消。

方 6. 生鸡蛋 2 ~ 3 个,取蛋清服。若遇下痢不止,冷汗如雨者可加人参 9 克、黄连 3 克,水煎服。同时服食冷粥一大碗。

方 7. 绿豆 60 克,煮成稀粥,冷服 2 次,可缓解中毒症状。或黑豆 500 克,煮浓汁,分几次冷饮即解。

方 8. 黄连、黄柏各 15 克,水煎取汁冷服,每日 2 次,可缓解中毒症状。

22. 解瓜蒂中毒

瓜蒂是用于涌吐的中药,服用不当可引起中毒,出现恶心呕吐。

解毒用麝香 0.2 克,温开水冲服。

23. 解藜芦中毒

藜芦用量很少,中毒量为 1 克。如使用不当可致中

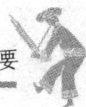

毒。其中毒的主要表现是呕吐。

黄柏、黄连各 10 克,水煎,分 2 次服。一般用药 1 天见效。

24. 解生半夏中毒

生半夏,苗医称为"三步跳",主要用于打胎,外用搽疮疖。毒性很强。中毒后可见:口腔及喉头肿胀、疼痛,失音,流涎,痉挛,呼吸困难,血尿。

方1. 生姜适量,煎汁,待冷后服用。

方2. 防风60 克,生姜30 克,甘草5 克,加水浓煎,一半含漱,一半内服。服药 1 天,症状可缓解。

方3. 生姜、蜂蜜各30 克。取生姜捣烂取汁兑蜂蜜服用。

25. 解生南星中毒

生南星,苗医称为"蛇包谷""野魔芋垴"。主要用于外搽疮疖。如误食可引起中毒,出现口舌麻木,肿痛,口腔黏膜溃烂,流涎,音哑,张口困难,呼吸困难等。

鲜生姜25 克,加水浓煎,取汁 100 毫升,分 2 次服。用药 1 次即解。

26. 解桔梗中毒

桔梗是一种提气、止咳的药物。其中毒量为 30 ~ 50 克。过量中毒的症状是恶心呕吐,剧烈腹痛,口舌干燥,咽喉肿痛,流涎等。

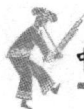

用伏龙肝 100 克,开水浸泡,取滤清液,每次服 150 毫升,每日 3 次。服药 1 天见效。

27. 解肉桂中毒

肉桂是一种常用中药,其性大辛大热,其中毒量为水煎 10 克,研末吞服 3 克,过量服用可致中毒。中毒后可出现身热面红,眼睑肿胀,舌麻唇裂,胸闷气促,尿少便秘等。

寒水石 20 克,生地 15 克,黄连 10 克,水牛角 9 克。水煎,每日 1 剂,分 4 次服。连服 4 剂,可获痊愈。

28. 解轻粉中毒

轻粉是一种有毒的药物,一般为外用。其中毒量是 200 毫克。如误食可中毒。中毒后出现口齿溃烂,筋骨疼痛、挛缩,久而溃烂,经年累月,甚至终身不愈,致残废。

方 1. 生扁豆 500 克,捣烂取汁,加地浆水调和,每日服 2 次。用药 1 天即缓解。

方 2. 土茯苓 30 克,薏苡仁、银花、防风、木通、白鲜皮各 10 克,木瓜 15 克,皂荚子 3 克。气虚加党参 10 克;血虚加当归 10 克。煎服。每日 1 剂,分 3 次服。忌食茶水并牛肉、羊肉、鸡肉、鸭肉、鹅肉、鱼肉、酒、面食、辣椒及一切发物,并戒房事半年。服至 10 日,渐次痊愈,功效异常。

方 3. 用黑铅打成酒壶一把,重 2.5 ~ 3 千克,内盛烧

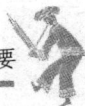

酒 7.5 千克,土茯苓 250 克,乳香 10 克,封固。隔水煮 24 小时,埋土中 7 日,去火毒,早晚随量饮之,瓦盆接小便,看有粉出为验,服至筋骨不痛为止。

29. 解铅粉毒

方 1. 用活鸭血趁热服之,极为有效。

方 2. 白砂糖 100 克,冷水调服。或用萝卜捣烂取汁,饮之即解。

30. 解硫黄中毒

硫黄是一种有毒的药物,一般外用治疗疥疮。其中毒量是 5 克。

方 1. 乌梅肉 30 克,砂糖 15 克,共焙干研末,加糖调和,温开水冲服。用药 1 天见效。

方 2. 白羊血,热饮 1 碗,神效。

方 3. 黑铅 60 克,煎汤冷饮,即解。

方 4. 防己 6 克,煎水冷服,即解。

31. 解雄黄中毒

雄黄是一种外用药物,主要用于治疗皮肤病。其中毒量为 0.5 克。

解毒用汉防己 9 克,水煎,每日 1 剂,分 2 次服。服药 1 天即解。

32. 解雷公藤中毒

雷公藤是治疗风湿病的一种良药,可以祛风通络、消

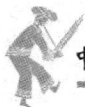

肿止痛。但其有毒,中毒量为 15～40 克。中毒后心及肝出血、坏死,病势凶险,死亡率高。

方 1. 鲜凤尾草 500 克,三七 3 克。鲜凤尾草水煎取汁,冲服三七末,每日 1 次。

方 2. 绿豆 125 克,甘草 50 克。水煎,每日 1 剂,分 3 次服。服药 10 天,有效率为 100%。

33. 解棉花籽油中毒

棉花籽油一般不食用,如误食可引起中毒。

生石膏 18 克。水煎取汁,1 次顿服。服药 1 次见效。

34. 解木鳖子中毒

木鳖子有毒,其中毒量是 1 克。中毒后常见头昏眼花,身颤抖,面红唇绀,腹痛腹胀,血压下降,虚脱等。

方 1. 香油、白糖各 30 克。两物调和,1 次顿服。服用 1 次即解。

方 2. 急用好肉桂 6 克,煎汤冷服,立愈。

方 3. 香油一盏,和白砂糖 60 克,调匀灌之,即解。

35. 解食莽草中毒

破铜钱、满天星各 60 克。共捣如泥,加井水或泉水调和,去渣滤液,1 次服下。一般服药 1 次即解。

36. 解桐油中毒

桐油是桐籽所榨的油,其一般是作为外用药物,但少量炒菜食用也无妨,过量服用可致中毒。其中毒表现是

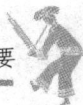

口干,恶心呕吐,腹泻,虚脱,头痛,头晕,肌肉酸痛,呼吸困难。

方1. 莲蓬壳2个。洗净切碎,水煎,每天服2次。用药1天见效。

方2. 真干柿饼,食之即解。

方3. 糯米蒸熟晒干,炒,泡食之,即解。

方4. 急饮热酒即解。

37. 解麻黄中毒

麻黄是一种发汗解表的中药,有轻微毒,其中毒量是45~50克。过量服用可至中毒。其中毒表现是头晕失眠,烦躁不安,恶心呕吐,瞳孔散大,大量出汗等。

甘草50克,绿豆25克。水煎,每日1剂,分2次服,每次服150毫升。服药1天见效。

38. 解大黄中毒

大黄是一种泻下的中药,过量服用可致中毒,其中毒量是100~150克。其中毒表现是恶心呕吐,腹痛,严重腹泻等。

生地榆、干姜各15克,红糖30克。水煎,每日1剂,分3次兑红糖服。用药1~2天即解。

39. 解白果中毒

白果是治疗妇科病的良药,但必须晒干食用。如食用生白果就会中毒,中毒后出现恶心呕吐、食欲不振、腹

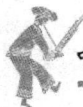

痛、头痛、烦躁不安、反应迟钝、惊厥、肢体强直、昏迷。严重者可见瞳孔散大,呼吸困难,皮色青紫等。

方 1. 生甘草 15～30 克。水煎服。

方 2. 白果壳 90 克。水煎取液,每天服 2 次。服药 1天即解。

40. 解曼陀罗中毒

曼陀罗本是止咳、止痛的一味中草药,但其有毒。少量服用无妨,过量服食则会中毒。中毒后出现烦躁、兴奋、瞳孔散大、心跳加快、谵语、抽搐、昏迷等。

方 1. 茶叶 30 克,豆腐 3 小块,茶叶水煎取汁,冲服豆腐。服用 1 次即效。

方 2. 甘草 100 克,水煎服。

方 3. 水冬瓜树皮适量,水煎服。

方 4. 生姜 9 克,红糖适量,水煎服。

方 5. 白糖 25 克,鸡蛋 2～3 个,水煎,将蛋去壳后,吃蛋饮汁。

41. 解藤黄中毒

藤黄是一种治疗皮肤病的良药。其性有毒,中毒量为 0.6 克。

解毒可用黑豆 500 克。水煎取浓汁,冷透分 2 次服。用药 1 天可解。

42. 解斑蝥中毒

斑蝥是一种有毒的药物,其中毒量是 1 克,致死量是

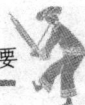

3克。中毒后可见恶心呕吐,口腔与咽喉灼热,腹部绞痛,尿频尿急,尿痛尿血,阴茎勃起,高热,昏迷等。

方1. 绿豆衣、生甘草各60克。水煎,每天服2次。服药后2天见效。

方2. 黑豆、滑石各30克,茶叶、制大黄、生甘草各9克,黄连、琥珀(研末吞服)各3克,葱白4根。水煎服,每天服2次。服药1~2天见效。

方3. 黑豆500克,煮浓汁冷饮,即解。

方4. 冷水调六一散20克,服2~3次痛必止而愈。

方5. 玉簪花根煎水,冷饮,即解。

43. 解桃仁中毒

桃仁本是活血化瘀之中药,有轻微毒性,常用量10克。但过量可引起中毒。

桃树皮60克,水煎,每日1剂,分2次服。

44. 解全蝎中毒

全蝎是一种虫类药物,本身有毒。如服用不当或过量可致中毒。中毒后出现头昏头痛、心悸、呼吸困难、发绀、昏迷等。

方1. 玄明粉18克,开水冲服。

方2. 金银花30克,半边莲9克,土茯苓19克,绿豆19克,甘草9克。水煎服,每日1剂,分早、晚服。

方3. 五灵脂、生蒲黄、雄黄各9克。共研细末,每日

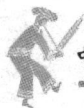

1 剂,分 3 次用醋冲服。

45. 解蜈蚣毒

凡误食蜈蚣中毒者,或药用蜈蚣过量而中毒时,可用下列各方解之。

方 1. 用樟树叶 20 克,水煎冷服,极效。或饮地浆水数碗即解。

方 2. 人指甲磨冷开水,多饮之,其效无比。

方 3. 蜈蚣入腹,生鸡血灌之,极效。略过片刻,再服生茶油 1 碗,即吐出。

46. 解迷闷药

迷闷药即蒙汗药,是坏人用以劫财的药物。

方 1. 立饮凉水即解。

方 2. 白砂糖不拘量,冷开水调服,即解。

47. 解八角枫中毒

八角枫是苗族常用攻毒药物,治疗风湿疼痛、跌打损伤有良效。其叶名八角枫,其根名为白荆条,须根名白龙须,均为有毒药物,毒性以须根最大、粗根次之,使用时要严格掌握剂量。

方 1. 铁锈水加红糖适量内服。

方 2. 冷稀饭或冷盐开水频服。

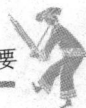

解食物中毒法

1. 解野菌中毒

山中野菌,各种各样,味美可口,但有的有毒,有的无毒,一般难以区别,故食用野生菌中毒时有发生。避免中毒的方法主要在于平时多加识别,并在食用时添加解毒佐料。万一中毒时有以下方法可供选择。

方1. 大蒜头2个,雄黄1克。蒜捣烂与雄黄拌匀,温开水1次冲服,每日1次,服药1次见效。

方2. 鲜梨叶500~1 000克。捣烂,加冷水适量。拌匀绞汁,频频灌服。

方3. 铁扫把500~1 000克,洗净,加第二次淘米水适量,将铁扫把捣烂,再加淘米水拌匀绞汁服。如患者症状较重,可隔半小时后再服1次。

方4. 绿豆150~200克,捣烂,水煎,频频灌服。

方5. 甘草200克,水煎,趁热灌服。

方6. 鲜羊血一大腕,趁热灌服。

方7. 四季豆250克,水煎服。

方8. 鲜蕹菜500克,捣烂,绞汁服。

方9. 生石膏50克,研极细末,开水冲匀,温服。

方10. 梅叶200克,冬青叶200克,鲜金银花100克,

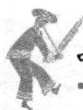

鲜凤尾草 100 克,水煎服。

2. 解河豚鱼中毒

方 1. 芦根、白茅根各 30 克,瓜蒂 7 个。水煎,每日 1 剂,分 2 次服。用药 2~3 剂,中毒症状可缓解。

方 2. 槐花微炒,与干胭脂等份,同捣成粉,冷水调服,极效。

方 3. 多食橄榄,并用橄榄核磨水服,极效。

方 4. 饮真麻油 1~2 杯亦效。

方 5. 中毒后口渴不止者,饮小便坑中清水一小碗,数次即止。

3. 解鱼蟹中毒

鱼蟹多食或食用不当会致中毒。特别是存放时间过长,鱼眼发红、肚胀、鳃黑,有明显异臭味;或蟹壳变红、蟹肢易断、蟹肉松软等现象时,切不可食用。中毒症状多见呕吐,心胸烦闷,面肿,腹痛腹泻,心烦意乱,严重者可有虚脱现象。

方 1. 紫苏叶 60 克,生姜 10 克。紫苏叶浓煎取汁,生姜捣烂取汁调和,每日服 4 次,服药 1 天即解。

方 2. 橘皮 10 克,大黄 6 克,朴硝 10 克,加水 120 毫升煎至 50 毫升,取汁服。

方 3. 冬瓜适量,捣烂绞汁 200 毫升服。或韭菜适量,捣烂绞汁 100 毫升服。

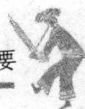

方 4. 无花果嫩叶适量,捣烂绞汁 100 毫升,口服。

方 5. 厚朴 10 克,大黄 6 克,白酒 100 毫升,共煎至 50 毫升,取汁服。

4. 解螃蟹毒

方 1. 紫苏煎浓汁,冷服 2 ~ 3 碗,即解。

方 2. 生藕汁、生大蒜汁、生冬瓜汁、生黑豆汁均可解。

方 3. 吃蟹后,牙龈肿胀者,用牙皂角数条,火上烧焦,泡生地汁内,半日取出,再烧再泡,3 次后焙干为末,冷透敷之,即愈。

方 4. 紫苏煎浓汁冷服,极效,以多饮为妙。

方 5. 多食橄榄,并用橄榄核磨水服,最妙。

方 6. 冬瓜捣烂,绞汁饮之,即解。

方 7. 鱼鳞烧灰,冷开水调服 6 克,即效。

方 8. 以河中蓝丝草一把,切碎,煎水服,即解。

5. 解各种鸟肉中毒

生扁豆 15 克,研细末,井水或泉水调服。服药 1 次即效。

6. 解鹅鸭肉毒

糯米 250 克,淘米水温服 1 碗,即愈。

7. 解鸡肉毒

以地浆水 1 碗,饮之,即解。

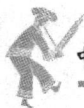

8. 解狗肉毒

狗肉性热,多吃可出现腹胀、口渴、发热乱语等中毒现象。

方1. 淡豆豉60克、杏仁100克,同蒸熟,捣烂服之,每日3次。煮芦茅根汤饮之亦效。

方2. 杏仁60克,煮熟研烂,用滚开水和匀取汁服。然后必然吐泻,待泻3次后,再服冷醋1茶盅,或冷粥1碗,即愈。

方3. 荸荠皮2克,焙枯研末;紫背浮萍1克,焙枯研末,和匀,开水调服。服后腹中雷鸣,大吐大泻而愈。各种食积、腹胀如鼓者,服之皆效。

9. 解牛肉中毒

牛肉性热,尤其是未煮熟的牛肉,大热。如多吃则会中毒,出现口渴欲饮、腹胀、腹痛、心烦胸闷等症状。

方1. 苦瓜皮1把,捣烂,冲水服,即解。

方2. 牛肠中未化之草(色如青苔者),水煎,调姜、盐、醋服之,即解。

方3. 乌桕树根皮20克,酒煎服。或菊花连根捣汁兑酒服,均效。

方4. 人乳20毫升,趁热服之,即解。

方5. 芦茅根30克,水煎温服,甚妙。或以田中稻草1把,切碎,水煎服,即解。

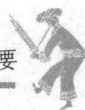

10. 解猪肝毒

方 1. 饮地浆水 1 碗,即解。

方 2. 熟猪油 500 克,拌饭,或炒饭亦可,分做 2 日食尽。此 2 日内,勿食别物为要。

11. 解野芋头中毒

石榴叶 30 克,水煎服,每日 1 剂,分 2 次服。用药 1 日即解。

12. 解蚕豆中毒

方 1. 桃仁、红花各 15 克,赤芍、乌药各 6 克,朱砂(研末冲服)1.5 克。水煎,每日 1 剂,分 2 次服。服药 1～2 日可愈。

方 2. 白头翁 100 克,车前草 50 克,凤尾草 10 克,茵陈蒿 15 克。水煎当茶饮。

13. 解鳝鱼中毒

方 1. 生蟹 2 个,打碎研末,温开水冲服。服药 1 次可解。

方 2. 解蟹鱼毒各方服之,即愈。

14. 解田鸡中毒

田鸡原是美味,但多吃亦会中毒。特别是死后放置时间过长的田鸡肉不可吃。

方 1. 蓝靛 10 克,冷开水调匀,服之即解。

方 2. 食盐少许,以冷开水调匀,饮之即解。

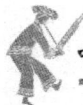

方 3. 淡豆豉 30 克,捣烂,以冷开水冲入,取汁服,服下即愈。

方 4. 白马尿饮之即解。

15. 解猪肉与芝麻花同食中毒

猪肉与芝麻花同食,可使人肠胃受损,严重者可致断肠。

细辛 5 克,黄连 2.5 克。水煎,每日 1 剂,分 2 次服。用药 1 剂可解。

16. 解狗肉与绿豆同食中毒

狗肉与绿豆同食,可使人胃肠受损,主要出现腹胀、腹痛等。

韭菜 50 克,水煎,每日 1 剂,分 2 次服。服药 1 日见效。

17. 解皮蛋与红糖同食中毒

皮蛋与红糖同食也可使人胃肠受损,主要引起腹胀、腹泻或泻痢。

槟榔 30 克。将槟榔烧灰存性,研为细末,温开水 1 次冲服。用药 1 次可愈。

18. 解螃蟹与槟榔同食中毒

螃蟹与槟榔同食,可使人产生抽搐反应。

鲜莲藕 100 克。洗净,捣烂取汁,1 次顿服。服药 1 次可解。

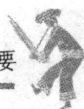

19. 解龟肉与薄荷同食中毒

龟肉与薄荷同食,可使人出现小肠疝气。

桃仁25克,甘草5克,水煎,分2次服,每日1剂。用药1剂,症状可消失。

20. 解黄瓜与花生同食中毒

黄瓜与花生同吃,可使人产生胃肠反应,出现呕吐等。

藿香10克,薄荷6克,制半夏10克,生姜10克(捣烂),水煎,分2次服,每日2剂。一般服药1剂症状消失。

21. 解蜂蜜与生葱同食中毒

蜂蜜与生葱同食,可致人胃肠严重受损、糜烂出血等,故苗族民间素有"如要死得凶,蜂糖兑火葱"之说。

陈仓米30克,甘草10克,米炒枯研末,甘草水煎取汁,冲米粉服,一般用药1次即解。

22. 解田螺与蚕豆同食中毒

田螺与蚕豆同食,可使人胃肠受损,出现肠梗阻等。

童小便50~100毫升,用干净器具接下即服。一般服用1次见效。

23. 解鸡肉与蜂蜜同食中毒

苗医认为,鸡肉与蜂蜜同食者易患痨病。

人乳50毫升,用吸乳器拔出或挤出,1次顿服。服用

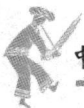

1 次,即可安然无恙。

24. 解香蕉与芋头同食中毒

生桐油 10 克,顿服。服药 1 次,即解。

25. 解木薯中毒

木薯是一种杂粮,本身有毒,食用时必须经过浸泡。如加工不当,食后可致中毒。中毒后出现头痛、恶心呕吐、面色苍白、两眼上视、嘴唇紧闭、四肢冰凉、呼吸急促等。

方 1. 生甘草 60 克,金银花 30 克,水煎,分 3 次服,每日 1 剂。

方 2. 生萝卜或生白菜 1 000 克,红糖 50 克。前者捣烂取汁 400 毫升,加糖调和,1 次顿服。用药 1 天可解。

26. 解各种果仁中毒

水果一般只吃肉,皮核不吃。如不慎吃果仁中毒,可出现恶心呕吐、头昏眼花、呼吸困难、口唇发绀等症状。

方 1. 杏树二层皮 60～90 克,水煎服。

方 2. 甘草 120 克,黑豆 120 克,水煎服。或绿豆 60 克,白糖适量,水煎服。

方 3. 白萝卜 500 克,捣烂绞汁服。

方 4. 黑大枣 120 克,甘草 20 克,水煎服。

27. 解发芽马铃薯中毒

发芽马铃薯有毒,如误食可出现心胸发热,伴有烧灼

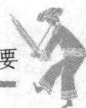

感或疼痛、恶心呕吐、腹痛腹泻,严重时可出现高烧、昏迷。

方1. 绿豆50克,甘草50克,水煎服。

方2. 白萝卜1 000克,捣烂绞汁服。

28. 解四季豆中毒

四季豆应彻底烧熟煮透后食用,煮沸后应将锅盖打开,让毒气挥发掉。未煮熟的四季豆有毒,吃后可出现食道及胃有烧灼样感、恶心呕吐、腹痛腹泻、头昏头痛、严重时可见抽搐及呼吸困难。

方1. 地浆水1~2碗,食盐少许,共调匀服。

方2. 葫芦茶50克,水煎服。

29. 解荔枝中毒

荔枝一般不要多吃,否则可中毒,出现头昏、腹痛并轻泻、面色苍白、体软乏力,严重时可突然昏迷。

以荔枝皮适量,水煎服,数量及次数不限。

30. 解松花蛋中毒

松花蛋多是碱水所制,多食有毒。中毒后出现恶心呕吐、腹痛腹泻、吞咽困难、复视、呼吸麻痹等。

生姜9克(捣烂),食醋15克,蒜头6克(捣烂),白糖少许,拌匀绞汁服。

31. 解酒中毒

酒本是一种祛风散寒、温胃暖身的好饮料,并具有通

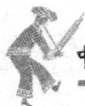

经活络、祛风化湿的作用。但如过量饮用,会出现中毒(俗称醉酒)。中毒后可见头晕、胸闷、烦渴、恶心呕吐,重者可出现举止轻狂、妄语、昏迷、胃肠出血等。

方1. 葛薯(鲜葛根)适量,去皮切碎,白糖适量拌匀服。

方2. 枳子(拐枣)鲜果200克,直接服食或煎水服用。

方3. 藿香15克,白豆蔻9克,鼠兰9克,水煎服。(注:以上3方主治慢性酒精中毒)

方4. 茅梅叶50克,焙干研末,用淡盐水送服。

方5. 枳子鲜果50克,水煎服。或用黑豆500克煮汁,趁热灌下。

方6. 绿豆15克,捣碎,沸水冲泡,候温服。或用白葡萄汁加热尿灌服,亦有极效。

方7. 柑橘皮15克,水煎服。或大量饮用浓茶水。

方8. 鸡蛋2个,取蛋清服。或以新鲜豆腐块敷在患者的胸前。

方9. 甘蔗适量,捣烂榨汁服。或用锅盖上的水蒸气冷却盛入碗中,够1碗后灌下,15分钟左右即可苏醒。

方10. 生梨2只,生服。或用樟木子60克,水煎服。

方11. 生葛根适量,捣烂绞汁100~200毫升,顿服。

方12. 陈壁土或伏龙肝适量,与清水适量搅匀,澄清

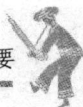

后取其上清液煎甘草 30 克,灌服。

方 13. 葛花 60 克,鲜萝卜 2 500 克,水煎服。

32. 解烟中毒

香烟或草烟,可提神醒脑,但多吸有害。烟中毒后可见头昏头痛、胸闷、疲倦、多汗、恶心呕吐、失眠等。

方 1. 浓茶水 1 杯,白糖适量,搅匀后顿服。

方 2. 用真硼砂 3 克,调冷水服,可立解。

方 3. 用清油灌之,立解。

33. 解蛇肉毒

用多年使用的旱烟杆,以冷开水洗出其中的烟油 2 ~ 3 碗,饮之即解。凡受蛇毒,饮之其味必甜,并不难饮。亦治蛇遗毒于食物内而引起中毒者。

方 1. 雄黄 3 克,调水冷服,即效。或杀白鸭 1 只,趁热饮鸭血 1 碗,即解。

方 2. 蜈蚣 1 条,焙枯研末,冷水调服。一服即解。如恐蜈蚣有毒,愈后 1 ~ 2 日服解蜈蚣毒方即可。

34. 解鱼胆中毒

误食鱼胆,引起中毒时,可见昏迷嗜睡、尿少便秘、全身浮肿、面色晦暗等。

方 1. 炙黄芪 20 克,泽泻、茯苓、白术各 15 克,白芍 10 克,炙附片、桂枝各 7.5 克,生姜 5 片。水煎服,每日 1 剂。

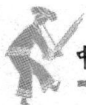

方 2. 人参、陈皮、香附、砂仁、半夏、炮姜各 10 克,白术、茯苓、鸡内金各 9 克,藿香叶 15 克。水煎服,每日 1 剂。

方 3. 紫苏、金银花、生甘草、绿豆、黑豆、赤小豆各 30 克。水煎服,每日 1 剂,连服 3~5 天。

35. 解鳖鱼毒

鳖鱼,又名甲鱼、团鱼、水鱼、脚鱼、沙鳖等。

方 1. 饮蓝靛汁即解。

方 2. 食盐少许,冷开水调匀,服之即解。

方 3. 淡豆豉 30 克,捣烂,用冷开水冲入,搅动后取汁服,即愈。

方 4. 取白马尿饮之即解。

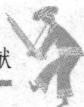

参考文献

1. 滕建甲．苗家实用药方[M]．北京：中医古籍出版社,2007.

2. 滕建甲．苗家养身秘录[M]．北京：中医古籍出版社,2005.

3. 杜江,张景梅．苗医基础[M]．北京：中医古籍出版社,2007.

4. 张东海,田华咏．苗医正骨[M]．北京：中医古籍出版社,2007.

5. 杜江,田华咏．苗医药发展史[M]．北京：中医古籍出版社,2007.

6. 唐汉钧,汝丽娟．中国民间外治独特疗法[M]．上海：上海科学技术出版社,2004.

7. 田兴秀,关祥祖．苗族医药学[M]．昆明：云南民族出版社,1995.

8. 欧志安．苗医外治法临床应用研究[C]．湖南省

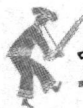

凤凰县民族医药研究所,2000.

9. 杨昌文. 民族医药调查[M]. 黔新出(96)内图资准字 39 号,2009.

10. 张力群. 民族民间特异疗法大全[M]. 太原:山西科学技术出版社,2006.

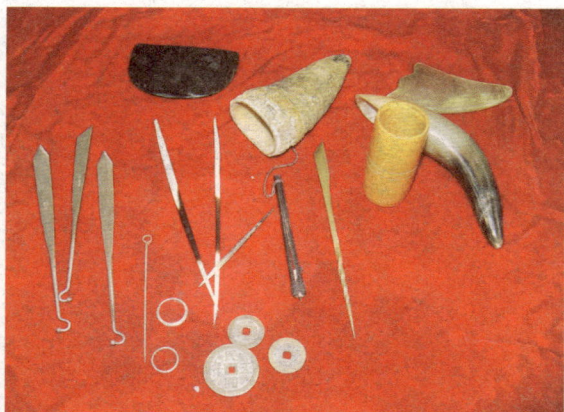

一些苗医治
疗器具

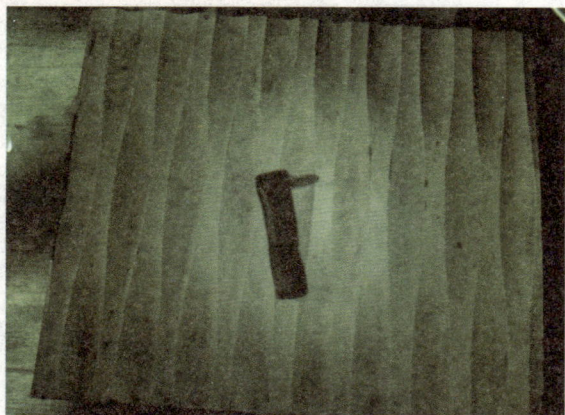

苗医自制带柄
铜钱刮具

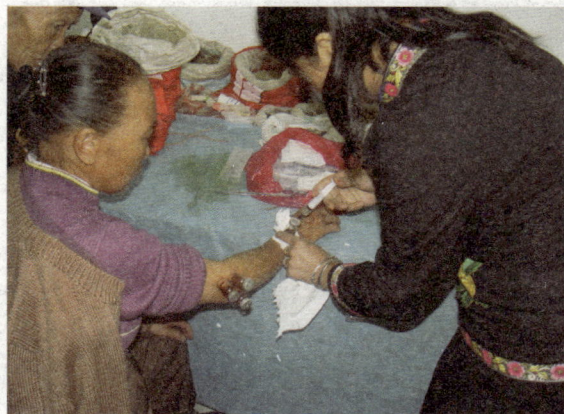

苗医药罐疗法

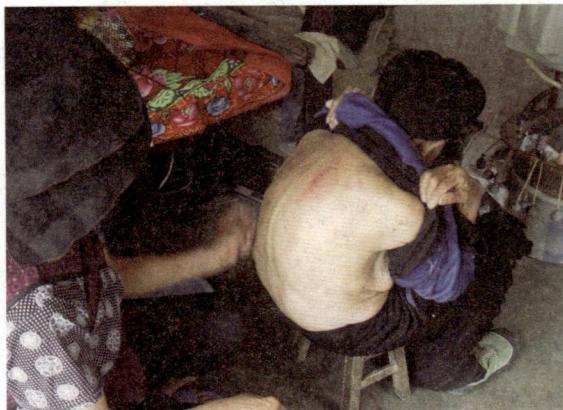
苗医铜钱刮疗法

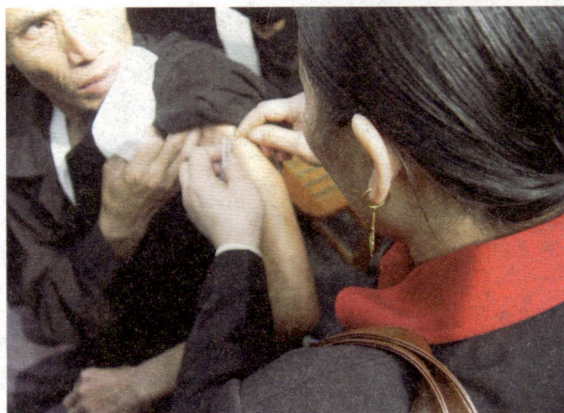
苗医针挑疗法

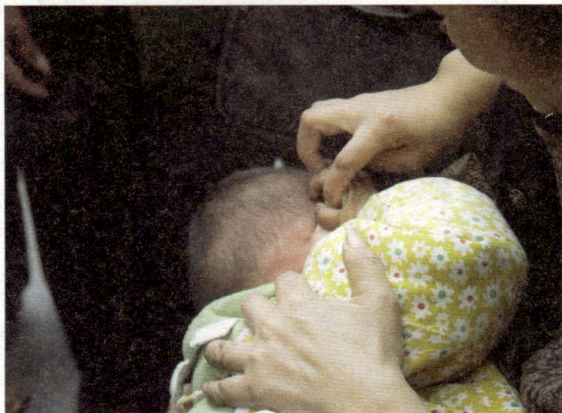
苗医爆灯火法

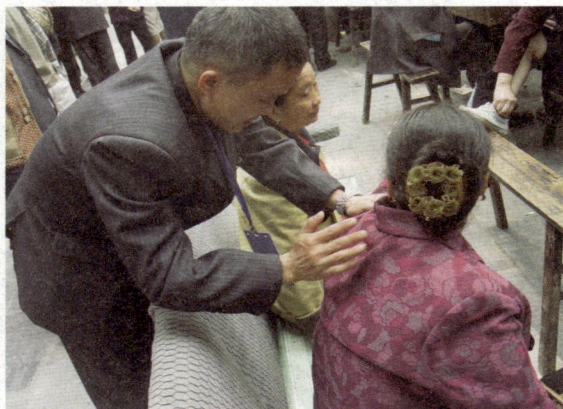
按摩疗法

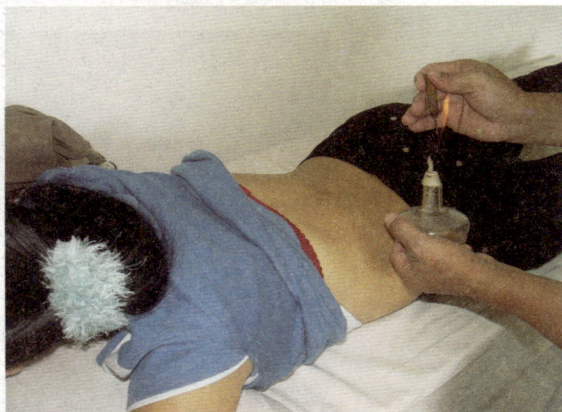
苗医打火针法

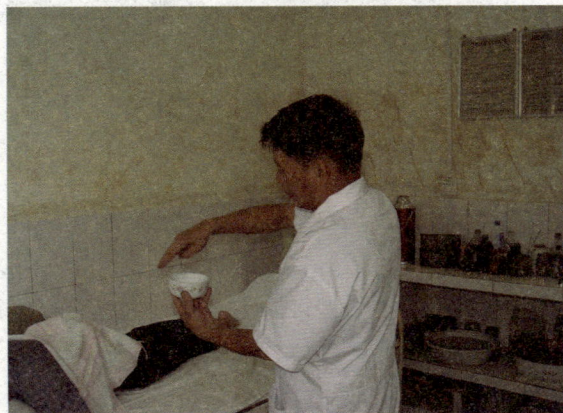
苗医化水疗法

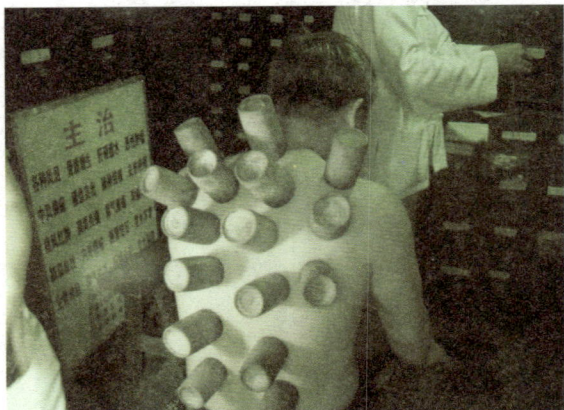

应用普遍的火罐疗法

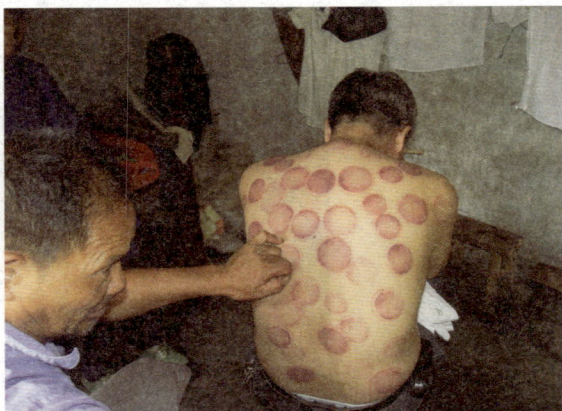

凯里苗医独特的掐刺疗法能治疗多种疑难疾病（图为拔罐后进行掐刺）

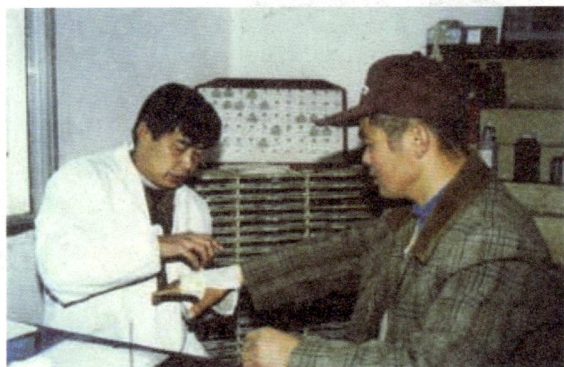

湖南苗医张东海在作外伤包扎